校补
慼应眼科录要药性

清·文永周 编
聂天祥 校 补

全国百佳图书出版单位
中国中医药出版社
·北 京·

图书在版编目（CIP）数据

感应眼科录要药性校补 /（清）文永周编；聂天祥校补．—北京：中国中医药出版社，2022.9

ISBN 978-7-5132-7706-8

Ⅰ．①感…　Ⅱ．①文…②聂…　Ⅲ．①眼病—中草药—中药性味—研究—中国—清代　Ⅳ．① R287.81

中国版本图书馆 CIP 数据核字（2022）第 125567 号

中国中医药出版社出版

北京经济技术开发区科创十三街 31 号院二区 8 号楼

邮政编码　100176

传真　010-64405721

山东临沂新华印刷物流集团有限责任公司印刷

各地新华书店经销

开本 880×1230　1/32　印张 5.5　字数 125 千字

2022 年 9 月第 1 版　2022 年 9 月第 1 次印刷

书号　ISBN 978-7-5132-7706-8

定价　48.00 元

网址　www.cptcm.com

服务热线　010-64405510

购书热线　010-89535836

维权打假　010-64405753

微信服务号　zgzyycbs

微商城网址　https://kdt.im/LIdUGr

官方微博　http://e.weibo.com/cptcm

天猫旗舰店网址　https://zgzyycbs.tmall.com

如有印装质量问题请与本社出版部联系（010-64405510）

前　言

历代中医古籍中专门论述眼科用药的著作甚少，从现有的医籍资料看，《感应眼科录要药性》是唯一的一部。该书写成并刊刻于清道光十七年（1837），后又经几次重刻，现在能见到的传本不多。

十几年前，我有幸见到首都医科大学（原北京第二医学院）图书馆的馆藏刻本，从而萌生了整理该书的想法。在整理过程中，我发现该书在论述药物的眼科具体应用方面内容较少，影响其实用性，如果仅做单纯的校注，不能发挥该书应起之作用。我意识到，只有充实书中药物在眼科临床应用方面的内容，才能使该书更有价值，同时也符合“抢救、保护、发掘、利用”的整理古典医籍理念。因此，补充书中药物的眼科临床应用内容也成为这次整理工作的重点。

在校补的过程中，结合自身的临床实践和见解，我依据单味药物及其组成的古今方剂和药对的功效，阐述该药在眼科临床的具体应用和药理机制。特别是例方的选择，不是仅凭某药在某方中出现，而是注重该药在该方中所起的作用，同时兼顾例方的临床实用性。此外，还结合全国各地医家的临床经验和研究成果，介绍他们在眼科药物应用方面的新方法、新观点、新思路。

由于校补工作是整理古典医籍的一种新的尝试，本人缺乏这方面的编写经验，因此书中难免有不足之处，敬望广大读者指正。

另外，《感应眼科录要药性》原著中所收录的药物还不够全面，一些眼科常用药物没有入选。日后如能编写续集，可弥补此缺陷，亦能圆文永周氏在《感应眼科录要药性》篇末所言续编之愿。

聂天祥

2022 年 3 月

校补说明

《感应眼科录要药性》原为清代文永周氏所辑的《一草亭眼科全集书》的第二卷。《一草亭眼科全集书》(又名《感应一草亭眼科全集书》)成书于清道光十七年(1837)。根据《中国医籍大辞典》记载，该书有清道光十七年万邑永征祥刻本、清光绪二十年(1894)刻本、民国上海千顷堂书局石印本。此外，尚有清光绪二年(1876)刻本，中国国家图书馆馆藏图书即为此版本。

《一草亭眼科全集书》全书共四卷，分别为《感应眼科古今药方》《感应眼科录要药性》《一草亭目科全书》《异授眼科》，其中《感应眼科录要药性》分类论述眼科常用药物的性味归经、升降沉浮、阴阳属性、功效主治、临床应用、使用注意和配伍禁忌，大部分内容摘录于明代张景岳《景岳全书》第四十八、四十九卷的《本草正》。书中目录原列药名155条，其中133条的内容出自《本草正》，其余22条的内容主要摘自清代黄宫绣的《本草求真》。《感应眼科录要药性》沿袭了《本草正》根据药物的自然属性的分类法，全书分为山草、湿草、芳草、蔓草、毒草、水石草、竹木、谷、果、菜、金石、禽兽、虫鱼、人等14部。

文氏在书中对原著进行了部分改写，并加入了一些眼病治疗及外用眼药炮制的内容，特别在眼药炮制方面，介绍了不少个人经验。根据正文内容统计，《感应眼科录要药性》全书实际收录药物计159种，其中目录中的“贝母”包括了“川贝母”和“浙贝母”（书中称为“土贝母”），“赤白芍”包括了“赤芍”和“白芍”，“官桂类”包括了“桂枝”和“肉桂”，“羊肝胆”包括了“羊肝”和“羊胆”。另外，在一些药物后还附录了相关药物，计有车前草、菊花根、菊花叶、苏梗、苏子、绿豆皮、豆油、豆蒿、龙眼壳、乌贼鱼、目睛生汁（青鱼眼睛）等11种。

《感应眼科录要药性》的作者文永周，生卒年不详，为清代眼科医家，字卜庵，号郁然、豁然子，四川万县人。根据《中医人物词典》记载，文永周18岁时患目病，延医调治，迁延日久，时愈时发。因之弃儒习医，检阅方书，得傅仁宇《审视瑶函》、邓苑《一草亭目科全书》、涿鹿李公《异授眼科》等书，加以勤研，遂精眼科。文氏认为，目疾莫不由脏腑而达诸外，是以凡人内有一病，外必现一症，可由四诊而明其证因，由此遵方修合，加减用药，既疗已疾，复愈人目。其著作除《一草亭眼科全集书》外，还有《眼科七十二症问答病因丸散》一书。

《感应眼科录要药性》最早版本为清道光十七年万邑永征祥刻本，以后的几次刻本，均属于该刻本的翻版。本次整理以首都医科大学（原北京第二医学院）图书馆馆藏永征祥刻本为底本，以中国国家图书馆馆藏光绪二年刻本为校本。鉴于底本中列出的155条药物，有123条的内容基本抄录于《本草正》，另外22条的内容大都摘录于《本草求真》及《本草纲目》《审视瑶函》《本草备要》等书，因此本次整理的他校本选用四库本《本草正》、清乾隆三十九年（1774）文奎堂绿圃斋刊本《本草求真》、2008年华夏出版社的金陵本《本草纲目》新校注本、1959年上海人民出版社的《审视瑶函》及清康熙三十三年（1694）还读斋刻本《增订本草备要》。

药性录要序

《药性光明赋》有“七字诀”示人，切矣。然一药有专治一病者，而亦有分治各经各病，并同某药则入某经治某病。统而观之，不明兼治之法，而寒热妄投，鲜有不误者，甚非所以益学人也。予心惨然，因更增入眼科药品性味、专治、分治，以及兼入某经治某病，注释详明，逐一备载，以便翻阅。对症审用，则升降有法，补泻得宜，药到病除，快何如之。爰弁简端，以自示其苦心，固非敢自矜博洽也，识者谅之。

道光十七年丁酉孟夏月郁然堂识

目　录

山草部

湿草部

芳草部

蔓草部

毒草部

水石草部

竹木部

谷　部

果　部

菜　部

金石部

禽兽部

虫鱼部

人　部

山草部

人参 味甘、微苦，微温。气味颇厚，阳中微阴，气血两虚俱能补。阳气虚竭者，此能回之于无何有之乡；阴血崩溃者，此能障之于已决裂之后。惟其气壮而不辛，所以能固气；味甘而纯正，所以能补血。故凡虚而发热、自汗、眩晕、困倦、惊惧、短气、遗泄、泻痢[1]、头痛、腹疼、饮食不化、痰涎壅滞、嗽血吐血、淋沥便闭、呕逆躁烦、下血失气等证，是皆必不可缺者。气味属阳[2]，得气分六，血分四，所以性多主于气分[3]，而血分断不可缺，未有气不至而血能自至者也。故曰：损其肺者益其气，须用人参以益之，肺气既旺，余脏之气皆旺矣。若内真寒而外假热，是为真正虚火，非放胆用之，必不可也。然有元阴亏乏，而邪火烁于表里，神魂躁动，内外枯热，真正阴虚之火，以此投之，阳旺则阴愈消。惟阴虚火动太盛者[4]，暂忌之。

【补述】人参为五加科多年生草本植物人参的干燥根和根茎，味甘、微苦，性微温，归脾、肺、心、肾经，属补气药。眼科临床应用有五：

① 痢：《本草正》作“利”。
② 气味属阳：此四字《本草正》作“第欲以气血相较，则人参气味颇轻而属阳者多”。
③ 所以性多主于气分：此八字《本草正》作“总之不失为气分之药”。
④ 惟阴虚火动太盛者：此八字《本草正》作“若阴虚而火大盛者”。

1. 补气生血明目　人参主要功能为甘温益气，气能生血，故人参亦能补血，诚如文中所言“得气分六，血分四”是也。临床可用于治疗视神经萎缩、视网膜色素变性等病属气血两虚者，常在《瑞竹堂经验方》八珍汤（人参、白术、白茯苓、甘草、熟地黄、当归、白芍、川芎）中使用。人参亦用于一些眼底病的后期，特别是黄斑部病变，常在《正体类要》归脾汤（人参、白术、当归、白茯苓、黄芪、远志、龙眼肉、酸枣仁、木香、甘草、生姜、大枣）中应用，健脾养心，使气血旺盛，目得其养而明。

2. 补脾益气升陷　人参入脾经，善补中焦之气，为治疗脾虚目病之要药，可用于眼型重症肌无力而上睑下垂者。眼睑属肉轮，为脾所主，脾气虚弱则眼睑肌肉失养，无力以升举，人参在《内外伤辨惑论》补中益气汤（人参、黄芪、甘草、当归、橘皮、升麻、柴胡、白术）中使用。人参亦用于治疗陷翳，症见角膜溃疡面清洁而久不愈合者，用以鼓动阳气上升，促进陷翳平复。

3. 益气扶正抗邪　人参长于补益肺、脾之气，能增强机体御邪和抗邪能力，常用于治疗单纯疱疹病毒性角膜炎及葡萄膜炎等病反复发作者，多与黄芪相须为用，配以紫草、金银花、蒲公英等清热解毒药物，以扶正祛邪。

4. 益气化瘀　人参既能补气以行血，又具一定的活血功能。《审视瑶函》暴盲症引《丹溪纂要》验案，用苏木煎汤调服人参末，治血瘀为病者。人参与苏木相伍，破血不伤正，气旺促血行，临床常用于治疗内眼出血成瘀者，对老年体虚病患尤为适宜。

5. 增益神光　眼的视觉功能（神光）是神的活动之一，心主神明而支配之，人参补心气而生神明，能使光华发越于远。《审视瑶函》定志丸（人参、白茯苓、远志、石菖蒲）即以人参为君，治能近怯远症，可用于青少年假性近视眼的防治。

现眼科临床上，一般需用人参者，常以党参代之，剂量加大。

黄芪　味甘，气平。气味俱轻，升多降少，阳中微阴。生者微凉，可治痈疽；蜜炙性温，能补虚损。用其味轻，故专于气分而达表，所以能补元阳、充腠理、治劳伤、长肌肉。气虚而难汗者可发，表疏而多汗者可止。其所以止血崩、血淋者，以气固而血自止也，故曰血脱益气；其所以除泻痢、带浊者，以气固而陷自除也，故曰陷者举之。然其性味俱浮，纯于气分，故中满气滞者，当酌用之。

【补述】黄芪为豆科多年生草本植物蒙古黄芪或膜荚黄芪的干燥根，味甘，性微温，归肺、脾经，属补气药。眼科临床应用有七：

1. 益气生血明目　黄芪和人参皆为甘温补气之品，亦有生血功能，眼科应用与人参同。临床上，黄芪常和当归相伍，即《内外伤辨惑论》之当归补血汤，黄芪用量应数倍于当归，所谓“有形之血不能自生，生于无形之气”。

2. 益气升阳举陷　本条云：黄芪气味俱轻，升多降少。故其升阳举陷之功胜于人参，凡因中气不足引起的上睑下垂，陷翳及眼睫无力、常欲垂闭等症，皆必用之，且用量宜大，常配以升麻、柴胡、葛根、防风、白芷、蔓荆子等风药，以助升发清阳之气。

3. 益气扶正　黄芪常与人参相须为用，用于治疗单纯疱疹病毒性角膜炎及葡萄膜炎等病之反复发作而属气虚者。二药皆入肺、脾经，大补肺脾之气。盖肺主一身之气，脾为生化之源，肺脾之气充沛，则脏腑功能健旺，肌表致密，机体之御邪和抗邪功能均得提高。根据现代药理研究，二者皆具免疫促进作用，尤适宜于细胞免疫低下者。

4. 益气化瘀　黄芪既能补气行血，又具一定的活血功用。《医林改错》补阳还五汤（黄芪、当归尾、赤芍、地龙、川芎、红花、桃仁）中黄芪与地龙合用，以补气助阳、化瘀通络，眼科常用于治疗内眼出血之病程较长者，亦用于气虚络阻型麻痹性斜视。

5. 益气固窍止泪　黄芪可用于治疗泪道通畅的迎风流泪症，症见冬月发作或加重而因于窍虚风袭者。此处窍虚，谓泪窍虚。泪窍，狭义指泪点，位于睑缘，亦属肌表。黄芪既能固表止汗，亦能固泪窍止泪。临床上黄芪常与白术、防风、细辛、薄荷、菊花、白芷、川芎、五味子等祛风收泪药同用。

6. 益气利水消肿　黄芪常与防己相配，用于治疗黄斑部水肿迟迟不吸收者，亦用于视网膜神经上皮浆液性脱离及眼睑非炎性水肿等症。黄芪甘温，健脾益气，以助水湿之行散；防己苦寒，利水消肿，以除水湿之停聚。二者相配，扶正祛邪，寒温不偏。

7. 益气托毒生肌　黄芪“生者微凉，可治痈疽”，眼科常用于治疗急性泪囊炎、眼睑脓肿等症之脓成破溃者，生黄芪与金银花、天花粉、生甘草、皂角刺、桔梗等解毒排脓药同用。

白术　味甘、辛，气温。气味俱厚，可升可降，阳中有阴，气中有血。其性温燥，故能益气和中，补阳生血，暖胃消谷，益津液，长肌肉，助精神，实脾胃，止呕逆，补劳倦，进饮食，利小水，除湿运痰，消浮去胀，治心腹冷痛、胃虚下痢、痃癖癥瘕。制以人乳，欲润其燥；炒以壁土，欲助其固；佐以黄芩，清热安胎。以其性涩壮气，故能止汗实表，而痈疽得之，必反多脓，奔豚遇之，恐反增气，及上焦燥热而气多壅滞者，皆宜酌用之。

【补述】白术为菊科多年生草本植物白术的干燥根茎，味苦、甘，性温，归脾、胃经，属补气药。眼科临床应用有三：

1. 健脾益气　白术与人参、黄芪同为补气药，但补气之功逊于参、芪。临床上，白术常与参、芪同用，而助补益之力，以治目病因于中气下陷、气虚血亏、脾不统血者。白术单独作为健脾益气之用，眼科常在祛邪方中应用，《原机启微》治风热不制之病的羌活胜风汤（羌活、防风、荆芥、白芷、独活、柴胡、前胡，薄荷、白术、枳壳、甘草、川芎、黄芩、桔梗），方中白术与枳壳相配，调补脾胃以扶正，而无壅滞助邪之弊。

2. 燥湿利尿　白术既能健脾补气，又能运化水湿，用于治疗脾失运化，水液停滞于眼内各部之症，常与茯苓、猪苓、泽泻、车前子、薏苡仁等渗湿利水药配合使用。

3. 固窍止泪　白术能"止汗实表"，诚如前条所述，眼部泪窍亦在肌表，故白术与黄芪同功，亦有固窍止泪之用。《秘传眼科龙木论》菊花散（白术、菊花、川芎、白芷、细辛）即用白术此功能，配以祛风之品，治目中常流泪，以泪道通畅者为宜。

苍术　味苦、甘、辛，性温而燥。气味俱厚，可升可降，阳也。用此者，用其温散燥湿。其性温散，故能发汗宽中，调胃进食，去心腹胀疼、霍乱呕吐，解诸郁结，逐山岚寒疫，散风眩头疼，消痰癖气块、水肿胀满；其性燥湿，故治冷痢冷泄、滑泻肠风、寒湿诸疮，与黄柏同煎，最逐下焦湿热痿痹。若内热阴虚、表疏汗出者忌服。茅山质坚小者佳。

【补述】苍术为菊科多年生草本植物茅苍术或北苍术的干燥根茎，味辛、苦，性温，归脾、胃、肝经，属化湿药。眼科临床应用有三：

1. 燥湿健脾　苍术和白术皆具健脾祛湿之功，但白术重于补脾，苍术重于燥湿，二味同用，善治脾虚湿盛目病，常用于水湿停滞于眼内各部之症。苍术辛香苦温，善化湿浊之邪，临床上常以舌苔白而厚腻为用药指征之一。苍术若与苦寒的黄柏或辛寒的石膏相伍，则具良好的清热燥湿功效，用于治疗目病湿热证。

2. 解郁理气　苍术辛苦，可升可降，善治郁证，常与川芎相配，以增其效。《审视瑶函》治疗胞轮振跳的当归活血饮（苍术、当归身、川芎、薄荷、黄芪、熟地黄、防风、羌活、炙甘草、白芍），即将此二味加入益气养血、活血祛风方中，以解除胞睑气血之郁滞，促使经络通畅。苍术、川芎亦可用于治疗胞虚如球症，根据不同病因，配以相应方药。

3. 健脾明目　苍术能健运脾胃，以资气血生化之源，使气血充足，目得所养而明。再者，苍术辛香之性，能升发中焦清阳之气上达目窍。苍术健脾明目之功，可用于翳膜、内障、雀目等症的治疗。《圣济总录》退翳仙术散（苍术、木贼、甘草、黄芩、蝉蜕、谷精草、蛇蜕）治疗眼目翳膜，遮障昏暗，方中苍术既健脾养目以扶正，又散风燥湿以祛邪，利于翳障的消散，临床上可用于角膜炎吸收阶段，邪气渐退之时，以无阴伤症状者尤宜；《普济方》合德丸（苍术、熟地黄）治疗目昏暗，方中苍术与熟地黄相配，健脾而不燥，滋肾而不腻，补血而不滞，可用于治疗脾肾两虚之内障眼病；《太平圣惠方》抵圣散（苍术、猪肝或羊肝）治疗雀目症，以健脾补肝，养血明目，可用于治疗维生素A缺乏夜盲症，苍术之功效亦与其含维生素A样物质有关。

桔梗　味苦、微辛，气微凉。气轻于味，阳中有阴。有小毒。其性浮，用此者，用其载药上升，故有舟楫之号，入肺、胆、胸膈、上焦。载散药表散寒邪；载凉药清咽疼喉痹，亦治赤目[①]肿痛；载肺药解肺热肺痈，鼻塞[②]唾脓咳嗽；载痰药能消痰止呕，亦可宽胸下气。引大黄可使上升，引青皮平肝止痛。能解中恶蛊毒，亦治惊痫怔忡。若欲专用降剂，此物不宜同用。

【补述】桔梗为桔梗科多年生草本植物桔梗的干燥根，味苦、辛，性平，归肺经，属清化热痰药。眼科临床应用有三：

1. 疏风清热　桔梗乃化痰止咳之品，然其味辛能散，苦能泄，亦有疏清风热之用。桔梗性平，可与辛温或辛凉药相伍，用治风胜目病或风热目病，前者常与羌活、防风、白芷、川芎等药同用，后者常与金银花、连翘、荆芥、薄荷等药同用。桔梗还具除鼻塞、利咽喉之功效，故目病兼鼻塞流涕或咽痛者尤宜用之。

2. 开泄气机　桔梗入肺，善开宣肺气，临床常与枳壳同用，二味皆具苦泄辛开之性，桔梗主乎升，枳壳主乎降，二者相伍，能使肺气升降得常，眼科多用于治疗泡性结膜炎、巩膜炎等气轮病变，调畅气机以助邪解结散。在治疗目病血瘀证时，亦常用此药对，调气机以助血行。在眼科临床上，桔梗还常与茺蔚子同用，以凉肝清热、周流气血，多用于治疗血热壅滞之证。

3. 排脓解毒　桔梗常和生甘草相配，眼科多用于睑腺炎、眼睑脓肿及急性泪囊炎等病而脓成者的治疗。

防风　味甘、辛，气温。升也，阳也。用此者，用其气平散风。虽膀胱、脾、胃经药，然随诸经之药，各经皆至。气味俱轻，故散风邪，治一身之痛，疗风眼，止冷泪。风能胜湿，故亦去湿，除遍体湿疮。若随实表补气诸药，亦能收汗，升举

① 目：底本作“白”，据《本草正》及《本草纲目》改。
② 塞：底本作“寒”，据《本草正》改。

阳气，止肠风下血、崩漏。然此风药中之润剂，亦能走散上焦元气，误服久服，反能伤人。

【补述】防风为伞形科多年生草本植物防风的干燥根，味辛、甘，性微温，归膀胱、肝、脾经，属发散风寒药。眼科临床应用有四：

1. 祛风散邪　防风为祛风之要药，因其辛而微温不峻烈，甘而质润不燥热，为目病因风而痛、而痒、而泪、而翳者所首选。防风与荆芥、羌活、细辛、白芷等药同用，则能治风而夹寒之证；防风与薄荷、蝉蜕、柴胡、连翘、黄芩等药同用，则能治风而夹热之证；防风与独活、防己、秦艽、苍术等药同用，则能治风而夹湿之证。故李东垣云，防风乃卒伍卑贱之职，随所引而至，乃风药中润剂也。

2. 升发清阳　防风辛甘而温，用于内伤之病，则能升发脾胃清阳之气，《原机启微》助阳活血汤（防风、蔓荆子、黄芪、白芷、柴胡、升麻、炙甘草、当归身）用防风合大队风药与补气血药相配，治疗中气不足之眼睫无力、常欲垂闭症。

3. 行滞散结《原机启微》载防风“疗风散滞”，谓其辛温之性除祛风功效外，还能流通气血，常用于治疗眼睑肿块、结节病变。因于热毒结聚者，与金银花、生甘草、蒲公英、天花粉、赤芍等药相配；因于痰凝结聚者，与半夏、贝母、陈皮、白僵蚕、玄参等药为伍。临床上，防风还常与石决明同用，石决明善退翳障，防风善散结滞，二者相伍，能消能散，可用于治疗角膜炎初愈，遗留薄翳者。

4. 祛风解痉　防风既能辛散外风，又能息内风，眼科常用于治疗眼轮匝肌肌纤维颤搐（胞睑振跳）、面肌痉挛合并睑痉挛及麻痹性斜视等症，多与蝉蜕、天麻、白僵蚕、全蝎、木瓜等药相配，以解眼部肌肉之痉挛抽搐。

细辛反藜芦，忌生菜[1]　味大辛，气温。气味俱厚，升也，阳也。有小毒。用此者，用其温散，善祛阴分之寒邪，除阴经之头痛，益肝温胆利窍，逐诸风湿痹、风痫痎疟、鼻齆[2]不闻香臭，开关通窍，散风泪目疼。口臭牙虫，煎汤含漱。过服亦散真气，不可不知。此味辛甚，故能逐阴分之邪。阴分且然，阳分可知，旧云"少阴、厥阴之药"，然岂有辛甚而不入阳分者？但阳证忌热，用当审之。

【补述】细辛为马兜铃科多年生草本植物北细辛、汉城细辛或华细辛的干燥根和根茎，味辛，性温，归心、肺、肾经，属发散风寒药。眼科临床应用有三：

1. 祛风止痛　细辛辛温发散，芳香气浓，性善走窜，亦具止痛之功，目病因风而头眼痛剧者宜之，常与川芎、白芷、羌活、薄荷等药同用。若风火为病，细辛则与清火药相伍，《医宗金鉴》绿风羚羊饮（玄参、防风、茯苓、羚羊角、车前子、知母、黄芩、细辛、桔梗、生大黄）方中，细辛与羚羊角同用，辛温与咸寒相互制约，共治绿风内障之风火头痛，而无留邪助火之弊。临床上，此药对常用于治疗急性闭角型青光眼急性发作、急性葡萄膜炎、重症角膜溃疡等因于外风引动肝火者。

2. 祛风止痒　细辛辛散，祛风之力甚强，多用于治疗目痒重症。《秘传眼科龙木论》乌蛇汤（细辛、羌活、防风、藁本、川芎、芍药、乌蛇）用之，治眼痒极难忍者。细辛煎汤外洗，亦有祛风止痒之效，《兰室秘藏》广大重明汤，细辛与防风、龙胆、甘

① 反藜芦忌生菜：此六字，底本位于本条末，现根据底本体例调整。
② 齆（wèng 瓮）：因鼻腔阻塞而发音不清。

草同煎汤洗眼，以疏风清热，止痒消肿，治眼睑赤烂而痒痛者。

3. 祛风止泪　细辛味大辛，通目窍，善散风止泪。治迎风流泪症，常与白芷、川芎、菊花同用，以助通窍祛风之力；治迎风冷泪症，常与肉桂、炮干姜同用，以增温阳散寒之功；治迎风热泪症，常与石膏同用，以奏散风清热之效。

羌活　味微苦，气辛微温。升也，阳也。用此者，用其散寒定痛。能入诸经，太阳为最。散肌表之寒邪，利周身项脊之疼痛，排太阳之痈疽，除新旧之风湿。缘非柔懦之物，故能拨乱反正。惟其气雄，大能散逐，若正气虚者忌用之。

【补述】羌活为伞形科多年生草本植物羌活或宽叶羌活的干燥根茎和根，味辛、苦，性温，归膀胱、肾经，属发散风寒药。眼科临床应用有三：

1. 祛风散邪　羌活辛散之性与防风同，但其功力强于防风，亦为眼科祛风之要药。《原机启微》羌活胜风汤即以羌活为主药，与大队辛温、辛凉祛风药相伍，用以治疗目病风盛之头痛、鼻塞、肿胀、涕泪、脑颠沉重、眉骨酸疼等六大症状。羌活、防风等风药与黄芩、黄连、栀子等苦寒药相伍，即为疏风清热剂，用于治疗急性结膜炎、角膜炎等病属风热并重者；羌活与独活、防风、防己等药同用，则治风邪夹湿之证，用于葡萄膜炎、巩膜炎等病伴肢节疼痛、舌苔白腻者。

2. 升发清阳　羌活辛散而升，常与防风、白芷、升麻、柴胡等药同用，以升发脾胃清阳之气。

3. 足太阳经引经药　足太阳经行走在眼眶上方，其经筋为目上网，故白睛或黑睛病变在上方，或从上向下发展者，邪在足太阳经，可用羌活作引经药。羌活作为引经药物使用时，剂量宜小。

独活一名无风自动草[1] 味苦，气香，性微凉。升中有降。善行滞气，故入肾与膀胱两经，专理下焦风湿，两足痛痹，湿痒拘挛，或因风湿而齿痛、头眩、喘逆、奔豚、痛[2]瘕、腰腹疼痛等症皆宜之。

【补述】独活为伞形科多年生高大草本植物重齿毛当归的干燥根，味辛、苦，性微温，归肾、膀胱经，属祛风湿药。眼科临床应用有二：

1. 祛除风湿 独活功用和羌活基本相似，均能治风、寒、湿三邪，但羌活偏于治风寒，独活偏于治风湿，临床上二者常同用，增强祛风胜湿止痛之力，用于治疗风盛目病，以夹湿伴肢节疼痛者尤宜。

2. 足少阴经引经药 《眼科纂要》抑阳散（知母、黄柏、寒水石、黄连、生地黄、茯苓、当归、独活）治疗肾中水衰火盛之瞳仁细小症，方中用独活一味引泻火滋阴药入肾以达病所，且其辛温疏散之性能舒缓阴气之紧急，与诸苦寒、咸寒泻火抑阳之药相伍，治疗“强阳抟实阴”而瞳仁细小之症正相宜，临床上此方可用于治疗急性葡萄膜炎之火热证而瘀热渐解者，亦可用于慢性葡萄膜炎属阴虚火旺者。

升麻 味微苦，气平。气味俱轻浮而升，阳也。用此者，用其升散提气，乃脾、胃、肺与大肠四经之药。善散阳明经风寒、肌表邪热，提元气之下陷，举大肠之脱泄，除阳明温疫表邪，解肤腠风热斑疹。引石膏除齿牙臭烂肿痛，引葱头去阳明

---

① 一名无风自动草：此七字《本草正》无。
② 痛：《本草正》作“疝”。

表证头疼，佐当归、肉苁蓉可通大便燥结。凡痈疽痘疹，阳虚不能起发，及泻痢、崩淋、梦遗、脱肛，阳虚下陷之类，用佐补剂，皆所宜也。若上实气壅，诸火炎上，及太阳表证，皆不宜用。且其味苦气散，若血气太虚，及水火无根者，并不可用。

【补述】升麻为毛茛科多年生草本植物大三叶升麻、兴安升麻或升麻的干燥根茎，味辛、微甘，性微寒，归肺、脾、胃、大肠经，属发散风热药。眼科临床应用有四：

1. 疏风清热　升麻辛甘微寒，性能升散，眼科多用于治疗风热目病。《审视瑶函》东垣泻热黄连汤（升麻、柴胡、黄连、黄芩、龙胆、生地黄）治眼暴发，赤肿疼痛。方中用升麻合柴胡以散外风，黄芩、黄连、龙胆以清内热，临床上此方可用于治疗角膜炎、葡萄膜炎等病属肝经风热者。

2. 清热解毒　眼科亦将升麻用于治疗热毒炽盛目病。《审视瑶函》治疗状若鱼胞症的玄参饮（玄参、汉防己、升麻、羚羊角、南沙参、车前子、炒山栀、桑白皮、制大黄、火麻仁、杏仁），方中升麻与羚羊角同用，二者皆具清热解毒之功，羚羊角沉重而降，升麻轻浮而升，二者相伍，其功更专于目。

3. 升发举阳　升麻善引脾胃清阳之气上升，其升提之功强于柴胡，二者常相须为用，配入补脾益气药中，治疗中气下陷之目病。升麻与肉桂相伍，升发阳气之力更强，可用于陷翳的治疗。

4. 足阳明经引经药　足阳明经行走在眼眶下方，其经筋为目下网，故白睛或黑睛病变在下方，或由下向上者，邪在足阳明胃，可用升麻作为引经药。升麻作为引经药使用时，剂量宜小。

前胡　味苦，气寒，降也。阴中微阳。去火痰实热，开气逆结滞、转筋霍乱。除胸中痞满，气喘呕逆，咳嗽烦闷。治伤寒寒热，风热头疼。解婴儿疳热。

【补述】前胡为伞形科多年生草本植物白花前胡的干燥根，味苦、辛，性微寒，归肺经，属清化热痰药。眼科临床应用有二：

1. 宣降肺气　前胡辛散苦泄，能宣能降，但其功长于降肺气，常与桔梗同用，前胡主降，桔梗主宣，二者相伍，能使肺气升降得常。前胡、桔梗皆能疏风清热，故此药对适用于治疗风热客于白睛，气血郁滞者，常用于泡性结膜炎、浅层巩膜炎等病之初起阶段，可与麻黄、石膏、百部、黄芩、薄荷或金银花、连翘、荆芥、牛蒡子等药配合使用。

2. 祛风散邪　前胡味辛能散，亦为眼科常用之风药，但其发散之力较弱，常与羌活、防风、荆芥、白芷、藁本等药同用，以增祛风之力。

地榆　味苦、微涩，性寒而降。既清且涩，故能止吐血衄血，清火明目，治肠风血痢，及妇人崩漏下血，月经不止，带浊，痔漏，产后阴气散失；亦敛盗汗，疗热痞，除恶肉，止疮毒疼痛。凡血热者当用，虚寒者不相宜也。作膏可贴金疮，捣汁可涂虎犬蛇虫伤毒，饮之亦可。

【补述】地榆为蔷薇科多年生草本植物地榆或长叶地榆的干燥根，味苦、酸、涩，性微寒，归肝、大肠经，属止血药。眼科临床应用有二：

1. 凉血止血　地榆苦寒入血分，长于泄热而凉血，其味涩，又能收敛止血，故其炭可用于治疗视网膜新鲜出血而量较多者，与大小蓟、侧柏炭、炒蒲黄等药同用。地榆性寒而降，善清下焦之热，故传统多用于体内下部之出血，眼部出血用之较少。

2. 泻火解毒敛疮　可用于治疗眼睑湿疹，皮肤红肿糜烂渗出者。用生地榆30克煎浓汁洗眼，或以纱布浸药液外敷患处。

黄芩　味苦，气寒。气轻于味，可升可降，阴中微阳。枯者善于入肺，实者善入大肠。欲其上者酒炒，欲其下者生用。枯者清上焦之火，消痰利气，定喘嗽，止失血，退往来寒热、风热湿热头痛，解瘟疫，清咽，疗肺痿肺痈、乳痈发背；尤祛肌表之热，故治斑疹、鼠瘘、疮疡、赤眼。实者凉下焦之热，能除赤痢，热蓄膀胱，五淋涩痛，大肠闭结，便血漏血。胎因火动[1]不安，酌佐砂仁、白术；腹因火滞为痛，可加黄连、厚朴。大肠无火滑泄者，最当慎用。

【补述】黄芩为唇形科多年生草本植物黄芩的干燥根，味苦，性寒，归肺、胆、脾、大肠、小肠经，属清热燥湿药。眼科临床应用有四：

1. 清泄肺热　黄芩善清肺热，为气轮白睛火热证之首选药物，常与桑白皮、地骨皮、百部、知母等药相伍，可用于治疗泡性结膜炎，浅、深层巩膜炎，睑裂斑炎，急、慢性结膜炎及球结膜下出血等症。若白睛风热证，则与前胡、桔梗、薄荷等药同用。

2. 清热解毒凉血　黄芩苦寒，入肝胆经，善治火热目赤及出血，常与栀子、连翘、牡丹皮、赤芍等药同用。

3. 清热祛湿　常与滑石同用，黄芩苦寒，泻火并燥湿；滑石甘淡寒，利水并清热。二者相伍，善治目病湿热胶结不解之证，常用于眼睑皮肤或睑缘红肿糜烂，痛痒并作者。

4. 清热安胎　常与健脾养胎之白术、砂仁相伍，用于治疗妊

① 动：《本草正》作“盛”。

赈目病之方剂中。

黄连　味大苦，气大寒。味厚气薄，沉也，降也，降中微升，阴中微阳。专治诸火：火在上，炒以酒；火在下，炒以童便；火而呕者，炒以姜汁；火而伏者，炒以盐汤；同吴茱萸炒，可以止火痛；同陈壁土炒，可以止热泻；同枳实用，可消火胀；同天花粉用，能解烦渴；同木香丸，和火滞下痢腹痛；同吴萸丸，治胃热吐吞酸水。总之，其性大寒，故惟平肝凉血，肃胃清肠凉胆，止惊痫，泻心除痞满。上可治吐血衄血，下可治肠澼便红，疗妇人阴户肿痛，除小儿食积热疳，杀[①]蛔虫，消恶疮痈肿，除湿热郁热，善治火眼，亦消痔漏。解乌、附之热，杀巴豆之毒。然其善泻心脾实火，虚热妄用，必致格阳，故寇宗奭曰：虚而冷者，慎勿轻用。

【补述】黄连为毛茛科多年生草本植物黄连、三角叶黄连或云连的干燥根茎，味苦，性寒，归心、脾、胃、肝、胆、大肠经，属清热燥湿药。眼科临床应用有三：

1. 清泄心热　黄连善清心热，为治疗血轮火热证之主药，常与栀子、连翘、大黄、生地黄、木通等药相伍，用于治疗两眦部红肿赤烂痛痒及赤脉传睛等症。黄连清心泄热之功，亦用于治疗内外眼出血症，盖心主身之血脉，心火旺盛，脉中血热妄行，溢出脉外则血出矣。眼科临床中，有人将黄连、肉桂（交泰丸）用于糖尿病视网膜病变的治疗，用黄连泻心火以宁血脉，用肉桂温肾阳以助气化，使心肾交通，水火相济，既能抑制视网膜新生血管的生长，又能改善视网膜微循环，为糖尿病视网膜病变的防治提供了新的思路。

---

① 杀：底本无此字，据《本草正》补。

2. 泻火解毒　黄连大苦大寒，善治火眼，常与黄芩、黄柏、栀子同用，即《外台秘要》黄连解毒汤，广泛应用于治疗热毒炽盛之目病，根据不同的病位，配以相应的方剂和药物。眼睑脓肿、眼睑丹毒、急性泪囊炎、眼眶蜂窝组织炎等病，常与五味消毒饮合用；巩膜炎，常与泻白散、导赤散等合用；化脓性角膜炎、急性葡萄膜炎，常与龙胆泻肝汤合用；白塞综合征，常与四物汤合用。黄连外用，亦有较强的清热解毒功效，常与秦皮相伍，煎汤外洗，具消肿、止痛、止痒功效，可用于治疗急慢性结膜炎、睑缘炎、春季结膜炎等病。

3. 清热燥湿　黄连与厚朴同用，一者苦寒泻火，一者苦辛燥湿，二者相伍，共奏清热祛湿之效，常用于治疗溃疡性睑缘炎、角膜炎、慢性结膜炎等病之湿热并重者，此药对亦用于治疗球后视神经炎、前部缺血性视神经病变等症之属于湿热郁闭玄府者，使用时，往往以舌红苔黄腻为重要指征。黄连与半夏同用，除具有清热燥湿作用外，还具清热化痰功效，故二者相伍，善治湿热之互结，痰热之胶凝，为目病湿热证、痰热证所常用。

胡黄连　味大苦，大寒。其性味功用大似黄连。能凉肝明目，治骨蒸劳热、三消、吐血衄血、五心烦热，疗妇人胎热、虚惊、热痢，及小儿疳热惊痫。浸人乳点目甚良。

【补述】胡黄连为玄参科多年生草本植物胡黄连的干燥根茎。味苦，性寒，归肝、胃、大肠经，属清虚热药。胡黄连除具有黄连的清热燥湿、泻火解毒的功效外，还能退虚热，清疳热。眼科临床常与地骨皮、银柴胡、白薇等滋阴清热药相配，用治肝经虚热之目病，以兼五心烦热者尤为适宜。小儿瞬目次数过多，责之脾弱肝强，胡黄连常与白芍同用，以清肝柔肝，再配健脾息风之品。

知母 味苦，寒，阴也。其性沉中有浮，浮则入手太阴、手少阴，沉则入足阳明、足厥阴、足少阴也。故其在上，则能清肺止渴，却头痛，润心肺，解虚烦喘嗽、吐血衄血，去喉中腥臭；在中则能退胃火，平消瘅；在下则能利小水，润大便，去膀胱肝肾湿热，腰脚肿痛，并治劳瘵内热，退阴火，解热淋崩浊。

【补述】知母为百合科多年生草本植物知母的干燥根茎，味苦、甘，性寒，归肺、胃、肾经，属清热泻火药。眼科临床应用有三：

1. 清泻肺胃实热　知母能泻肺火，用于治疗气轮白睛火热证，常与黄芩、桑白皮、地骨皮、百部等药同用；若泡性结膜炎或巩膜炎之结节不易消退者，可与浙贝母、夏枯草等药同用，以清火散结；若肺热阴伤，干涩不适，可与麦冬、百合、沙参、生地黄等药同用，以清肺养阴。知母亦清阳明经热，常与石膏相伍，多用于治疗火热亢盛之目病。

2. 滋阴清热　常与黄柏同用。知母滋肾阴，黄柏泻相火，二者相伍，宜于阴虚火旺之目病，在《医宗金鉴》知柏地黄汤（知母、黄柏、熟地黄、山茱萸、山药、泽泻、牡丹皮、茯苓）中应用，可用于治疗急性视网膜色素上皮炎，有促进视网膜色素上皮病变吸收的作用。临床上，此方还常用于治疗慢性葡萄膜炎以及视网膜静脉周围炎、高血压视网膜病变等病所致的视网膜反复出血。

3. 生津润燥　知母甘寒而润，能滋阴而生津液，临床常与天花粉同用，二者皆苦甘寒之品，相须为用，清热生津止渴之效尤著，常用于治疗角膜溃疡、葡萄膜炎等病之热毒炽盛者，在泻火解毒方中用之，以防阴伤津耗之虞。知母、天花粉亦常用于治疗糖尿病视网膜病变及眼干燥症。

龙胆草　味大苦，大寒。阴也，沉也。乃足厥阴、少阳之正药，大能泻火，但引以佐使，则诸火皆治。故能退骨蒸疳热，除心火惊痫狂躁，胃火烦热、黄疸、咽喉肿痛，肝肾膀胱伏火小水淋闭、血热泻痢，下焦湿热痈肿、疮毒疼痛，妇人血热崩淋，小儿热疳客忤；去目黄睛赤肿痛，杀蛊毒、肠胃诸虫，及风热盗汗。凡肝肾有余之火，皆其所宜。消目中胬肉[①]。

【补述】龙胆草（龙胆）为龙胆科多年生草本植物条叶龙胆、龙胆、三花龙胆或坚龙胆的干燥根和根茎，味苦、性寒，归肝、胆经，属清热燥湿药。眼科临床用于专泻肝胆之火。根据五轮分属及经络循行路径，风轮为肝胆所属，足厥阴肝经连目系，因此，解剖部位相当于风轮及目系的角膜、虹膜、视神经等组织的急性炎症，临床上常从肝火论治，《医方集解》龙胆泻肝汤（龙胆、栀子、黄芩、生地黄、当归、车前子、泽泻、木通、甘草、柴胡）即是代表方剂，可用于治疗病毒性或细菌性角膜炎、角膜基质炎、急性葡萄膜炎、急性视神经乳头炎、视盘血管炎等病之属肝胆热毒炽盛者。若肝火内发，风邪外加，肝经风热为患，龙胆则与荆芥、防风、蔓荆子等散风药相配；若肝火动风，风火升挠，龙胆则与羚羊角同用；若肝火迫及血分，目病充血严重或出血，龙胆则与青黛、生地黄、牡丹皮、赤芍等相伍。然而目为肝窍，肝火上炎所引起的病变，不只局限于风轮及目系，临床上还应结合全身症状进行辨证施治，从而扩大龙胆在眼科的运用范围。

---

① 消目中胬肉：此五字《本草正》无。

龙胆外用洗眼，亦有清肝泻火之功。《原机启微》杏仁龙胆草泡散，用龙胆与黄连、滑石、当归、赤芍、杏仁等药白沸汤泡，取滤液洗眼，治眼眊矂赤痒。临床有人用单味龙胆15克，加水250毫升，煎煮至150毫升，加微量食盐，冷后洗眼，每日3～4次，每次5～10分钟，治疗急性结膜炎，取得较好的疗效。

鹅不食草①俗名二郎剑② 气味辛寒温，无毒③。能通鼻气，利九窍，吐风痰。去目翳，生④塞鼻中翳自落。治痰疟、齁䶎⑤。鼻塞不通，塞鼻息自落。散鼻肿牙痛，左右嗃之。去风寒头疼，多取晒干研末，较之世用鼻烟者，此更佳焉。跌打损伤，捣汁对酒服，渣敷伤处⑥。

【补述】鹅不食草为菊科一年生小草本植物鹅不食草的干燥全草，味辛，性温，归肺经，属发散风寒药。眼科用作嗃鼻剂，《原机启微》嗃鼻碧云散，即鹅不食草与青黛、川芎相配，以通窍散邪清火，可用于治疗目病之红赤肿胀、羞明沙涩、痛痒并作者，以伴头痛鼻塞者最为适宜。盖鼻为肺窍，眼有窍通于鼻，斯药嗃鼻后，涕泪俱出，使邪毒外有出路，可取一时之效。此法在眼科临床现用之较少。

甘草 味甘，气平，生凉炙温，可升可降，善于解毒。其味至甘，得中和之性，有调补之功，故毒药得之解其毒，刚药得之和其性，表药得之助其升，下药得之缓其速。助参芪成气

① 鹅不食草：本条摘自《本草纲目》“石胡荽”条。
② 俗名二郎剑：此五字底本位于本条末，根据底本体例调整。
③ 气味辛寒温无毒：此七字《本草纲目》作“气味辛寒，无毒。时珍曰辛温”。
④ 生：《本草纲目》作“挼”。
⑤ 齁䶎（hōu shà 喉阴霎）：哮喘病人喉中痰鸣如拉锯声。
⑥ 去风寒头疼……渣敷伤处：此段文字《本草纲目》无。

虚之功，助熟地疗阴虚之危。祛邪热，坚筋骨，健脾胃，长肌肉，随气药入气，随血药入血，无往不可，故称国老。惟中满勿加，恐其作胀；速下勿入，恐其缓功。

【补述】甘草为豆科多年生草本植物甘草、胀果甘草或光果甘草的干燥根和根茎，味甘，性平，归心、肺、脾、胃经，属补气药。眼科临床应用有三：

1. 益气和中　甘草具补气功效，但作用较弱，常与人参、黄芪、白术等药同用，以助其力。眼科常将甘草与枳壳相配，用于治疗火热目病的苦寒方中，以保护胃气，既调补脾胃，而又无温燥助火之弊。

2. 缓急止痛　《张氏医通》夏枯草散将炙甘草与夏枯草、香附同用，治疗肝虚之目珠痛，炙甘草除培土荣木外，还用其甘味缓急舒挛而止痛。临床上炙甘草还常与白芍相配，酸甘化阴，养血缓急，用于血虚之目酸痛。

3. 清热解毒　生甘草与金银花相伍，即《外科精义》金银花酒方，生甘草增强金银花的清热解毒功效，广泛用于火热目病，尤适宜于眼睑化脓性感染的治疗，常配以蒲公英、紫花地丁、连翘、黄连等药。

丹参　味微苦、甘、涩，性微凉。无毒。养血、活血、生血、行血，安生胎，落死胎，止血崩带下，调匀经脉。此心、肝、脾、肾血分之药，所以养阴定志，益气解烦，疗眼疼脚痹，通诸关节，及[①]恶疮疥癣，赤眼丹毒，排脓止痛，长肉生肌。妊妇无故大便不实忌用[②]。

---

① 及：底本无此字，据《本草正》补。
② 妊妇……忌用：此十字《本草正》无，系摘自《本草求真》。

【补述】丹参为唇形科多年生草本植物丹参的干燥根和根茎，味苦，性微寒，归心、肝经，属活血化瘀药。眼科临床应用有二：

1. 活血化瘀　丹参为调理血分之要药，虽有“一味丹参，功兼四物汤”之说，但丹参的主要功用在于活血化瘀，眼科广泛用于治疗目病血瘀证。药理研究发现，丹参有降低血压，扩张血管，抗凝血，抗血栓，促纤溶等作用，故现代眼科常用于治疗视网膜中央动脉阻塞、视网膜中央静脉阻塞、前部缺血性视神经病变、高血压眼底改变等病，可选用丹参的各种制剂。

2. 凉血行血　丹参味苦性微寒，除擅长活血化瘀外，尚具清热凉血之功，宜于血热瘀结之目病，多用于治疗结膜睫状高度充血，色紫红，或伴血管扩张、迂曲者，常与当归尾、赤芍、红花、茺蔚子、制大黄等药同用。临床上，丹参还用于内眼出血初止期，即发病后约半月至一月，脉内之血趋于宁静，而脉外之血留而为瘀之时，常与侧柏炭、泽兰、生炒蒲黄等药同用，一以抚脉内未出之血，一以散离脉已出之血。

天麻一名定风草　味辛，平。阴中有阳。肝家气分定风药[①]，治风虚眩晕头旋，眼黑头痛，诸风湿痹，四肢拘挛。利腰膝，强筋骨，安神志，通血脉，止惊恐恍惚，杀鬼精虫毒，及小儿风痫惊气。然性懦力缓，用须加倍，或佐以别药，然后见功。

【补述】天麻为兰科多年生寄生草本植物天麻的干燥块茎。味甘，性平，归肝经，属息风止痉药。眼科临床应用有二：

1. 平肝潜阳　天麻既能息肝风，又擅平肝阳，用于治疗肝阴不足，肝阳上亢之目病，可见目胀目痛、干涩视糊、眩昏头痛等

① 肝家气分定风药：此七字《本草正》无，系摘自《本草求真》。

症，常与钩藤、石决明、牛膝等药相配。若肝阳夹痰上扰，伴胸膈痞闷、恶心呕吐者，天麻则与半夏、贝母、茯苓等化痰和中药同用。现代药理研究显示，天麻具有降血压作用，故亦常用于高血压视网膜病变。

2. 息风止痉通络　天麻入肝经，善治肝风上扰之眼部筋脉肌肉痉挛与抽搐，可用于小儿瞬目次数过多、眼轮匝肌肌纤维颤搐、麻痹性斜视等症，常与白僵蚕、全蝎、钩藤等药相配。天麻还能祛外风，通经络，亦可用于治疗风中眼部经络，筋脉拘挛之症。《医宗金鉴》排风散（天麻、细辛、防风、全蝎、五味子、乌梢蛇、白芍、桔梗）治风牵㖞僻，时时口眼相牵而动，方中天麻与细辛、防风、乌梢蛇等药相配，增强祛风之力。

沙参反藜芦　味微甘、苦，性微寒。气味俱轻，能养肝气，治多眠，除邪热，益五脏阴气，清肺凉肝，滋养血脉，散风热瘙痒、头面肿痛，排脓消肿，长肌肉，止惊烦，除疝痛。然性缓力微，非堪大用。易老云：人参补五脏之阳，沙参补五脏之阴。

【补述】沙参为桔梗科多年生草本植物轮叶沙参或沙参的干燥根，此种沙参，即为南沙参，味甘，性微寒，归肺、胃经，属补阴药。眼科临床应用有二：

1. 滋阴清肺　沙参体质轻清，气味俱薄，善入上焦，而养肺阴，清肺热，润肺燥。眼科临床常用于治疗肺经燥热而阴伤之目病，泡性结膜炎，浅、深层巩膜炎等病，病程较长或伴眼内干涩、口干咽燥、舌红苔少者，沙参与麦冬、天冬、地骨皮、牡丹皮、桑白皮等药同用。

2. 补气理血　《神农本草经》载沙参“主血积”“补中，益肺气”。沙参味甘，兼能补益脾气，有较轻的补气理血功用。《眼科集成》治瘀阻玄府之人参苏木汤，体实者人参改用泡参（南沙参之异名）与苏木相配，即是此义。

沙参有南沙参、北沙参两种，北沙参为伞形科植物珊瑚菜的干燥根。古代文献中如不特指，一般所说的沙参都为南沙参。北沙参和南沙参功效相近，北沙参滋阴效果较佳，南沙参兼有祛痰之功。

玄参反藜芦　味甘、苦、微咸，气寒。苦能清火，甘能滋阴。入肾经，走肺脏，故能退无根浮游之火，散周身痰结热痈，逐颈项咽喉痹毒、瘰疬结核，驱男女传尸烦躁骨蒸，解温疟寒热往来，治伤寒发斑支满，亦疗妇人产乳余疾，或肠中血瘕热癥，并疗劳伤痰嗽烦热，补肾滋阴，明目解渴。

【补述】玄参为玄参科多年生草本植物玄参的干燥根，味甘、苦、咸，性微寒，归肺、胃、肾经，属清热凉血药。眼科临床应用有三：

1. 清营凉血　玄参咸寒入血分，既能清营凉血，又能降火解毒，在温病治疗中，用于热入营血及气血两燔之证。眼科临床用于血热渗出证，火热之邪入于血分，血中水液被蒸灼而混浊，逼出脉外形成渗出。其证多见于后葡萄膜炎所产生的脉络膜黄白色渗出斑，玄参常与石膏、知母、生地黄、金银花、连翘、黄连、赤芍、牡丹皮等清火凉血药相配，以气血两清。

2. 滋阴润目　玄参甘寒质润，能滋养肾、肺、胃三经之阴，其色黑，尤能补肾滋水，临床常与生地黄、麦冬合用，即《温病条辨》增液汤。此方原治温病津伤肠燥，玄参和生地黄、麦冬均为养阴清热滋润之品，眼科常以此方作为滋水润目之基础方剂，用于治疗弥漫性浅层点状角膜炎、视疲劳、慢性结膜炎、眼干燥症等病眼内干涩不适者。阴虚火旺目病及火热目病之阴伤者，亦常用此方合入主病方中。

3. 清热解毒　亦用于治疗热毒目病，《审视瑶函》玄参饮即以此为主药，配合解毒泻火、清肺利水之品，以治白睛肿胀、赤涩疼痛之状若鱼胞症。玄参外用同样有清热解毒之效，《普济方》熁眼方，用玄参、黄芩、黄连各30克，共研细末，以猪胆汁调和令稠，涂于敷料上，外贴眼部，以治针眼暴赤成疮，疼痛羞明者。

苦参　味苦，性寒。沉也，阴也，乃足少阴肾经之药。能祛积热黄疸，止梦遗带浊，清小便，利水，除痈肿，明目止泪，平胃气，能令人嗜食，利九窍，除伏热狂邪，止渴醒酒，疗恶疮斑疹疥癞，杀疳虫，及毒风烦躁脱眉。治肠风下血热痢。

【补述】苦参为豆科落叶半灌木植物苦参的干燥根，味苦，性寒，归心、肝、胃、大肠、膀胱经，属清热燥湿药。《神农本草经百种录》载“苦参专治心经之火，与黄连功用相近”。经云：诸痛痒疮，皆属于心。故眼科常将苦参用于治疗实热生疮症。《审视瑶函》加减四物汤（苦参、荆芥、防风、薄荷、牛蒡子、天花粉、连翘、生地黄、赤芍、当归、川芎）中，苦参合天花粉、连翘、赤芍、生地黄以增清热凉血功效，临床可用于治疗眼睑湿疹、带状疱疹、热性疱疹等病眼睑皮肤红赤、痛痒并作者。苦参煎汤洗眼，除有清热燥湿作用外，还能杀虫止痒，常用于溃疡性睑缘炎的治疗，可单味使用，或与白鲜皮、地肤子等药同用。

贝母反乌头　味苦，气平、微寒。气味俱轻，功力颇缓，用须加倍。善解肝脏郁愁，散心中逆气。祛肺痿肺痈痰脓喘嗽，研末，砂糖为丸，含咽最佳。降胸中因热结聚[1]，及乳痈流痰结核。足生人面诸疮，烧灰油调频敷。产难胞衣不出，研末用酒和吞。除瘕疝、喉痹、金疮，止消渴、烦热。赤眼翳膜堪点，时疾黄疸能驱。

【补述】贝母（本条特指川贝母）为百合科多年生草本植物川贝母（又名卷叶贝母）、暗紫贝母、甘肃贝母、梭砂贝母、太白贝母或瓦布贝母的干燥鳞茎，味苦、甘，性微寒，归肺、心经，属清化热痰药。川贝母和下一条的土贝母（浙贝母）功用基本相同，皆能清热化痰，散结消肿，但川贝母味甘性润，还具滋阴润肺功效，眼科临床常用于治疗肺阴不足，虚火上炎的眼干燥症及泡性结膜炎、巩膜炎等病经久不愈或反复发作者，多在《重楼玉钥》养阴清肺汤（生地黄、麦冬、生甘草、玄参、贝母、牡丹皮、薄荷、白芍）中使用。

土贝母　性寒，味大苦。阴也，降也，乃手太阴、少阳，足阳明、厥阴之药。治肺痈肺痿咳喘，吐血衄血；降痰气，开郁结，止疼痛，消胀满，清肝火，明耳目；除时气烦热，黄疸淋闭，便血溺血；解热毒，杀诸虫，疗喉痹瘰疬、乳痈发背、肿毒、湿热恶疮、痔漏、金疮出血、火疮疼痛。为末可敷，煎汤可服，性味俱厚，较之川贝母，清降之功不啻数倍。

【补述】土贝母（本条特指浙贝母，非葫芦科植物假贝母）为百合科多年生草本植物浙贝母的干燥鳞茎，味苦，性寒，归肺、心经，属清化热痰药。眼科临床应用有二：

1.清肺散结　浙贝母味苦性寒，长于清肺热，降肺气，开郁

---

① 聚：《本草正》作“胸”。

结。眼科临床常用于治疗泡性结膜炎，浅、深层巩膜炎等病，属于风热或火热之邪客于气轮白睛，气血郁滞而现结节者，加入宣肺清热或泻肺泄热方中，以增开泄散结功效。

2. 化痰散结　临床常与半夏同用，贝母苦寒，半夏辛温，二者相伍，辛开苦降，寒温不偏，宜于目病之痰结者，常用于治疗葡萄膜炎角膜后壁沉着物久不吸收、视网膜渗出斑块、眼睑慢性炎症肿块等病症。

柴胡　味苦、微辛，气平微寒。气味俱轻，升也，阳中之阴。用此凉散，平肝之热，入肝、胆、三焦、心包四经。其性凉，故解寒热往来，肌表潮热，肝胆火炎，胸胁痛结，兼治疮疡，血室受热；其性散，故主伤寒邪热未解，温疟热盛，少阳头痛，肝经郁证。总之，邪实可用，真虚勿宜[①]。虽引清气上升，然升中有散，中虚不可散，虚热不可寒，岂容误哉。溏泄脾薄者，当慎用之[②]；热结不通，佐当归、黄芩，正所宜也。苟无实热而用柴胡，不死何待？

【补述】柴胡为伞形科多年生草本植物柴胡或狭叶柴胡的干燥根，味辛、苦，性微寒，归肝、胆、肺经，属发散风热药。眼科临床应用有五：

1. 疏清肝胆经风热　柴胡常与黄芩同用，此药对原为《伤寒论》小柴胡汤（柴胡、黄芩、半夏、人参、甘草、生姜、大枣）中的二味主药，专为邪在少阳而设，柴胡散在表之邪，黄芩清在里之热。然柴胡入肝、胆二经，黄芩亦入胆经，故二味善治肝胆经风热，对于风轮黑睛风热证尤为适宜。现代药理研究表明，此

① 真虚勿宜：此四字《本草正》作“真虚者当酌其宜”。
② 溏泄……当慎用之：此九字《本草正》作“兼之性滑，善通大便，溏泄脾薄者，当慎用之”。

二味药物对单纯疱疹病毒有抑毒作用，在治疗单纯疱疹病毒性角膜炎浅层病变时，常与金银花、连翘、薄荷、荆芥等清热解毒、祛风散邪药同用。

2.疏肝解郁　柴胡辛行苦泄，善条达肝气而疏郁结，在《太平惠民和剂局方》逍遥散（柴胡、当归、白芍、白术、茯苓、甘草、煨生姜、薄荷）中使用，以治肝郁血虚之目病，可用于急性球后视神经炎、急性视神经乳头炎、中心性浆液性脉络膜视网膜病变、视神经萎缩及开角型青光眼、角膜炎后期等疾病的治疗。《医学统旨》柴胡疏肝散（柴胡、陈皮、川芎、香附、枳壳、芍药、甘草）中，柴胡与诸多疏肝行气药物相配，亦用于治疗急性球后视神经炎、视神经乳头炎等疾病属肝郁气滞者，以兼见眼胀痛及胁肋胀痛、脘闷嗳气等症者尤为适宜。《医林改错》血府逐瘀汤（桃仁、红花、当归、生地黄、川芎、赤芍、牛膝、桔梗、柴胡、枳壳、甘草）中，柴胡配枳壳、桔梗以疏肝条达，开泄气机，增强方中活血化瘀药物的功效，促进气血流畅，瘀滞消散，为治疗眼底陈旧性出血所常用。

3.通利眼部玄府　肝气郁结与眼部玄府闭塞存有内在关联。肝气通于目，而玄府是气机出入升降之门户，肝气郁结能引起玄府幽深之源郁遏；同样，玄府的闭塞，必然会影响到肝气的通路。临床上，柴胡常与石菖蒲、川芎相伍，一以辛散疏肝，一以辛香开窍，从而能使眼部玄府通利，常用于治疗玄府闭塞之视网膜中央动脉阻塞、前部缺血性视神经病变、球后视神经炎、视神经萎缩等病。在一些眼底病的后期，可与补气、益精、助阳等药物同用，能疏通神光之道，有助于视力的提高。

4.升举清阳　柴胡常与升麻同用，配以补中益气药物，治疗中气下陷之目病。深究之，柴胡能升少阳春生之气，神光通于胆，肝与胆相表里而开窍于目，故柴胡能升神明之气于精明之窠，眼科作“提光”之用，常在补肝益肾、滋阴明目方中用之。

5. 足少阳经引经药　足少阳经起于目锐眦，其经筋为目之外维，故白睛或黑睛病变在颞侧或从颞侧向鼻侧发展者，邪在足少阳经，可用柴胡作引经药。柴胡作为引经药物使用时，剂量宜小。

湿草部

生地黄 味苦、甘，气凉。气薄味厚，沉也，阴也。鲜者更凉，干者微凉。能生血补血，凉心火，退血热，去烦躁骨蒸、热痢下血，止呕血衄血、脾中湿热，或妇人血热而经枯，或上下三消而热渴。总之，其性颇凉，若脾胃有寒者，用宜斟酌。

【补述】生地黄为玄参科多年生草本植物地黄的干燥块根，味甘，性寒，归心、肝、肾经，属清热凉血药。眼科临床应用有二：

1. 清热凉血 生地黄甘寒，入营、血分，为治疗目病血热证之要药。生地黄与赤芍、当归尾、川芎合用，即四物汤变法，将四物汤之养血调血功用变为凉血活血，有人称之为生四物汤，广泛用于治疗目病血热瘀结证；生地黄与石膏、黄连、金银花等清气药相配，用于目病血热渗出证；生地黄与大小蓟、蒲黄、侧柏叶等止血药相配，用于目病血热妄行证。鲜地黄清热凉血之功尤著，目病血热渗出证多用之。

2. 滋阴清热 生地黄滋润寒凉，入足少阴经，既补肾水真阴，又清肾中伏热。生地黄与知母、黄柏相配，滋阴降火之力更强，善治阴虚火旺目病，慢性葡萄膜炎、视网膜静脉周围炎等病反复发作者常用之。生地黄与熟地黄相配，既补肾填精养血，又滋阴清热凉血，二者同用，补清相合，标本同治，常用于肝肾阴虚之眼底病变。生地黄与玄参、麦冬、知母、天花粉、石斛等药相配，滋阴生津，常用于治疗眼干燥症，亦用于糖尿病视网膜病变。现代药理研究发现，地黄具有明显的降糖作用。

熟地黄　味甘、微苦，味厚气薄，沉也，阴中有阳。本草言其入手足厥、少阴经，大补血衰，滋培肾水，填骨髓，益真阴，专补肾中元气，兼疗藏血之经。此虽泛得其概，亦岂[①]足以尽是之妙。故诸经之阳气虚者，非人参不可，诸经之阴血虚者，非熟地不可，一阴一阳，相为表里。凡诸真阴亏损者，有为发热、头疼、焦渴、喉痹、嗽痰、喘气，或脾肾寒逆为呕吐，或虚火载血于口鼻，或[②]水泛于皮肤，或[③]阴虚而泄痢[④]，或[⑤]阳浮而狂躁，或[⑥]阴脱而仆地。阴虚而真气散失[⑦]，精血俱损[⑧]，脂膏残薄者，舍熟地何以扶持安危[⑨]。则熟地兼散剂方能发汗，兼温剂始能回阳。

【补述】熟地黄为生地黄经蒸晒而成的加工品，味甘，性微温，归肝、肾经，属补血药。眼科临床应用有二：

1. 补血荣目　《黄帝内经》曰：人卧血归于肝，肝受血而能视。后世医家将肝与目的关系明朗化，直接提出了“目得血而能视”之说。熟地黄为补血要药，故亦为滋养目睛之上品。在《太平惠民和剂局方》四物汤中，熟地黄佐以川芎、当归、白芍，共奏补血而不滞血之效，因之四物汤在眼科运用广泛，诸多眼科方

① 岂：疑为衍文。
② 或：底本无此字，据《本草正》补。
③ 或：同②。
④ 痢:《本草正》作“利”。
⑤ 或：同②。
⑥ 或：同②。
⑦ 阴虚……散失：此七字《本草正》作“阴虚而真气散失者，舍熟地何以归源”。
⑧ 精血俱损：此四字《本草正》作“阴虚而精血俱损”。
⑨ 舍熟地……安危：此九字《本草正》作“舍熟地何以厚肠胃”。

剂皆以此为基础加味而成。《原机启微》当归养荣汤（熟地黄、当归、白芍、川芎、白芷、防风、羌活）用四物汤合升发清阳之品以治脾胃虚损，血不养睛，睛珠痛甚者;《原机启微》除风益损汤（熟地黄、当归、川芎、白芍、藁本、防风、前胡）用四物汤合祛风药以治外伤后窍虚风袭证;《审视瑶函》四物五子丸（熟地黄、当归、川芎、白芍、枸杞子、覆盆子、菟丝子、地肤子、车前子）用四物汤合补肾填精药以治精血亏损之昏暗干涩症;《审视瑶函》四物补肝散（熟地黄、当归、川芎、白芍、夏枯草、香附、甘草）用四物汤合清肝理气之品以治产后两眼昏花不明，目珠夜痛。

2. 补肾填精　水轮瞳神为肾所属，是五轮中唯一能视物者，熟地黄滋阴补肾，填精益髓，故为治疗水轮虚证之首选药物，常在《小儿药证直诀》六味地黄丸（熟地黄、山茱萸、山药、泽泻、牡丹皮、茯苓）中应用。临床上熟地黄亦常和枸杞子、五味子、楮实子、沙苑子等药相配，共奏滋肾补肝、益精明目之功。若肾阴不足，水不制火，虚火上炎，熟地黄则与黄柏、知母、生地黄、女贞子、玄参等滋阴降火药同用。若肾阳不足，熟地黄则与肉桂、肉苁蓉、菟丝子、覆盆子等温肾补阳药同用，使“阳得阴助而生化无穷”。

车前子即芣苡　味甘、微咸，气寒。入膀胱、肝经。通尿管热淋涩痛，祛风热目赤翳膜，利水能除湿痹，性滑极善催生，兼治湿热泻痢，亦去心胸烦热。根、叶生捣汁饮，治一切尿血、衄血、热痢，尤逐气癃利水。气虚下陷、肾气虚脱勿服[①]。

【补述】车前子为车前科多年生草本植物车前或平车前的干燥成熟种子。味甘、淡，性寒，归肝、肾、肺、小肠经，属利水渗

① 气虚……勿服：此十字《本草正》无，系摘自《本草求真》。

湿药。眼科临床应用有二：

1. 清肝导热明目　车前子甘寒且淡，入肝经，功擅清热而利水，导热以下行，凡五轮各部火热证皆可用之。临床上，车前子亦常与茺蔚子相配，为热证目赤所常用。车前子若与大黄同用，则泻火之力胜，能使热毒从前后阴而出，常用于治疗角膜溃疡、葡萄膜炎、急性闭角型青光眼等病之热邪深重者。在眼科补肾明目方中，常配车前子清热利水以泄肾浊，使补而不助邪气。

2. 利水渗湿消肿　车前子性滑，善利水，临床常用于治疗黄斑部水肿及视网膜下积液、开角型青光眼等眼部水液代谢障碍病变，多和五苓散同用，以增利水之效。有人认为车前子是治疗黄斑水肿的有效药物，使用时需加重剂量，常用量为 20 ～ 30 克，最大剂量可达 60 克，有时可收到意想不到的效果。车前子还为清热利湿之要药，常与滑石、茯苓、木通等药相配，多用于治疗眼睑红赤痛痒、渗出黏液、糜烂结痂等湿热证。

文中提及“根、叶生捣汁饮”，是指鲜车前草。车前草味甘，性寒，归肝、肾、肺、小肠经，功能清热利尿，凉血，解毒，现常用作食疗。《中华养生药膳大全》将车前草与枸杞叶、荠菜同煎服，用于辅助治疗慢性结膜炎；《中华食疗大观》将车前草与红枣同煎服，用于辅助治疗开角型青光眼。

白蒺藜　味苦、微辛、微甘，微凉。能破癥瘕结聚，止遗溺泄精，疗肺痿肺痈、翳膜目赤，除喉痹、癣疥、瘰痔[①]、癜风、通身湿烂恶疮。乳岩带下俱宜，催生止烦亦用。凉血养血，亦善补阴。用补宜炒热[②]去刺，用凉宜连刺生捣。去风解毒，

① 瘰痔：《本草正》作“痔瘰”。
② 热：《本草正》作“熟”。

白者最良。消目肿湿烂[1]。

【补述】白蒺藜（蒺藜）为蒺藜科一年生草本植物蒺藜的干燥成熟果实，味辛、苦，性平，有小毒，归肝经，属平抑肝阳药。眼科临床应用有三：

1. 平肝潜阳　白蒺藜味苦降泄，入肝经，善治肝阳上亢之目病，对头痛、眩晕严重者尤宜，常与石决明、天麻、钩藤等药同用。

2. 祛风止痒　白蒺藜辛散轻扬，能祛外风，止目痒，临床常与蝉蜕、荆芥、防风、川芎等药相配，用于治疗春季结膜炎、慢性结膜炎、热性疱疹、带状疱疹、睑缘炎等病，若夹热夹湿者，则与清热除湿之品合用。

3. 退翳明目　白蒺藜辛散苦泄，专入厥阴，能疏清肝经风热而退翳。《全国中药成药处方集》明目蒺藜丸（杭州方），用白蒺藜单味和鸡蛋清拌一夜，晒干研末，水泛为丸，治目生障翳。临床上，白蒺藜常用于治疗浅层角膜炎因于风热者，与柴胡、黄芩、蝉蜕、木贼等药相伍。

红花　味甘、微苦、微辛，气微凉。阴中微阳。惟入血脉，多用女科。少用可活血引经，多用能破血通瘀。可下死胎，亦疗血晕。达痘疮血热难出，散斑疹血滞不消。润燥活血，止痛通经，亦消肿毒。

【补述】红花为菊科越年生草本植物红花的干燥花。味辛，性温，归心、肝经，属活血化瘀药。红花辛散温通，乃活血化瘀之要药，为目病血瘀证所常用。视网膜出血越一月，脉内之血业已

① 消目肿湿烂：此五字《本草正》无。

宁静，而离脉之血留而为瘀，即可用破血之品，红花多在血府逐瘀汤中使用，与桃仁、当归、赤芍、川芎、牛膝等活血药相伍，共奏化瘀之功。若在视网膜出血初止之时，止血与化瘀药同用，红花剂量则宜小。若血瘀重症，红花则与三棱、莪术、䗪虫等药相配，以助破血之功。红花亦常用于治疗眼挫伤所致胞睑肿胀青紫，与血竭、制大黄、乳香、没药、苏木等药同用，以奏消肿止痛之效。红花为辛温之品，与清热解毒、凉血活血药相伍，则可用于血热瘀结之目病。《银海精微》治疗小儿疹痘入眼的红花散（红花、大黄、连翘、紫草、生地黄、赤芍、当归、甘草、竹叶、灯心草），方中借红花、当归辛温之性，既可行散，又可杜凉药寒凝之弊，此即《审视瑶函》在治疗痘疹害眼时所言“活血不致于热，解毒不致于凉”之义。

白菊花 味甘色黄者，能养血散风，去头目风热，眩晕疼痛，目中翳膜，及遍身游风风疹。作枕明目，叶亦可用。味苦者性凉，能解血中郁热，清头目，去风热眼目肿痛流泪。根、叶辛香，能消痈毒，止疼痛。白菊花根善利水，捣汁和酒服之，大治癃闭[①]。

【补述】菊花为菊科多年生草本植物菊的干燥头状花序。味甘、苦，性微寒，归肺、肝经，属发散风热药。眼科临床应用有二：

1. 疏风散热　菊花清轻凉散，善解上焦头目风热，临床常与桑叶、薄荷相须为用，目病红赤、发痒、流泪，风热邪轻者用之。菊花与柴胡、黄芩、蝉蜕、白蒺藜、木贼草等药相配，则能清疏肝经风热而退翳，常用于治疗角膜浅层炎性病症。

---

① 白菊花根……大治癃闭：此十七字底本位于本条之首。

2. 清肝明目　菊花味甘性寒，且入肝经，能清泄肝热，并兼有益肝补阴之效，故能明目。临床常与石决明、夏枯草、钩藤、白芍、生地黄等相伍，一则清肝平肝以降逆，一则养血滋阴以潜阳，用于治疗肝阳上亢之目病，伴头昏头痛、目胀视糊者尤宜。菊花与枸杞子相配，则补肝明目功能增强，广泛用于肝肾阴虚之目病。

菊花的品种较多，从产地和加工方法划分，主要有“亳菊”“滁菊”“贡菊”“杭菊”“怀菊”等品种；从花色区分，有“白菊”与“黄菊”两种。菊花各个品种的性味、功能基本相同，但传统认为，白菊花清热之功效稍弱，长于平肝明目；黄菊花泄热之功效较强，多用于疏散风热。

菊花叶为菊科植物菊的叶，味辛、甘，性平，功能清肝明目，解毒消肿，眼科临床用之较少。

菊花根为菊科植物菊的根，味苦、甘，性寒，功能利小便，清热解毒，眼科临床亦用之较少。

野菊花一名苦薏　根、叶、茎、花皆可同用。味苦、辛。大能散火散气，消痈毒疔肿瘰疬、眼目热痛，亦破妇人瘀血。孙氏治痈毒，根叶共捣，酒煎服，以渣敷之。

【补述】野菊花为菊科多年生草本植物野菊的干燥头状花序。味苦、辛，性微寒，归肝、心经，属清热解毒药。野菊花为治疗外科疔痈之良药，眼科用以治疗热毒炽盛之目病，常在《医宗金鉴》五味消毒饮（野菊花、金银花、蒲公英、紫花地丁、天葵子）中应用，临床用于治疗眼睑化脓性感染、急性泪囊炎、眶蜂窝组织炎、细菌性或病毒性角膜炎及眼外伤感染等病，可与黄连解毒汤及《金匮要略》泻心汤（大黄、黄连、黄芩）同用，或合入各病主治方中。现代药理研究证实，野菊花水剂有抗病原微生物作用，特别对金黄色葡萄球菌有较强的抑制作用。另外，野菊花还有明显的降血压作用。

茺蔚子[①] 益母草子[②]，功用略同，但子味微甘，稍温，故能凉血补血，亦益阴气明目。瞳神散大忌用[③]。

【补述】茺蔚子为唇形科一年生或二年生草本植物益母草的干燥成熟果实，味辛、苦，性微寒，归心包、肝经，属活血化瘀药。眼科临床应用有二：

1. 清肝凉血 茺蔚子苦寒，入肝经血分，善治肝热目赤，临床常与车前子、决明子、青葙子等药相配，用于治疗角膜炎、葡萄膜炎等风轮病症。

2. 活血化瘀 茺蔚子乃妇科常用行瘀药，亦为目病血瘀证所常用，因其辛寒之性，多与赤芍、牡丹皮、丹参、生地黄、当归等药相配，用于治疗血热瘀结之目病。

麻黄 味微苦、微涩，气温而辛。升也，阳也。此以轻扬之味，而兼辛温之性，故善达肌表，走经络，大能表散风邪，祛除寒毒，一应瘟疫疟疾，瘴气山岚，凡此皆胆、胃、膀胱足三阳表实之证[④]，必宜用之。若寒邪深入少阴心、肾、命、厥阴筋骨之间，非用麻黄、官桂不能逐也。但用此之法，自有微妙，则在佐使之间，或兼气药以助力，可得卫中之汗；或兼血药以助液，可得营中之汗；或兼温药以助阳，可逐阴凝之寒毒；或

① 茺蔚子：底本为“益母草”，据目录改。
② 益母草子：底本为“子名茺蔚子”，据文义改。
③ 瞳神散大忌用：此六字《本草正》无，系摘自《本草纲目》。
④ 凡此……之证：此十四字《本草正》作“凡足三阳表实之证”。

兼寒[①]药以助阴，可解炎热之瘟邪。此实伤寒、阴疟家第一要药。若过发则汗多亡阳，若自汗表虚之人用之则脱人元气，是皆过用及误用而然。若阴邪深入，则无论冬夏，皆所最宜，又何过之有？此外，如手太阴肺之风寒咳嗽，手少阴心之风热斑疹，足少阴肾之风水肿胀，足厥阴肝之风痛目痛，凡宜用散者，惟斯为最。然柴胡、麻黄俱为散邪要药，但阳邪宜柴胡，阴邪宜麻黄，不可不察也。

【补述】麻黄为麻黄科草本状灌木植物草麻黄、灌木植物中麻黄或直立小灌木植物木贼麻黄的干燥草质茎，味辛、微苦，性温，归肺、膀胱经，属发散风寒药。眼科临床应用有二：

1. 祛风散寒　麻黄味辛发散，性温祛寒，因其力强，《本草通玄》誉为“发表第一药”。眼科用于治疗风寒外障之目病。《眼科奇书》四味大发散（麻黄、细辛、藁本、蔓荆子、老姜）以麻黄为主药，配以细辛、藁本等辛温之品，增强祛风散寒之功，并奏升清止痛之效，临床可用于单纯疱疹病毒性角膜炎浅层病变、流行性角结膜炎等病初起，以胞肿而浮、涕泪交流、充血色淡或暗红、口不渴、舌淡苔薄白为用药要点。在感受六淫之邪的外障眼病中，寒邪为患较火热之邪为患少见，但临床不可忽视。

2. 宣肺散邪　麻黄辛散轻浮，善治邪壅于肺，肺气不宣的气轮白睛病变。《银海精微》七宝洗心散（麻黄、大黄、荆芥、黄连、栀子、当归、赤芍）中麻黄与大黄同用，一者宣肺以散风邪，一者攻下以泄肺热，上下分解，共治白睛风热壅遏之证，常用于治疗流行性出血性结膜炎、流行性角结膜炎等病球结膜高度充血水肿，眵泪交流者。《伤寒论》麻杏石甘汤（麻黄、石膏、杏仁、甘草）方中麻黄与石膏同用，辛凉宣泄，亦治白睛风热，气血郁

① 寒：底本作“阳”，据《本草正》改。

滞之证，多用于泡性结膜炎、巩膜炎等病之初期，常与前胡、桔梗、枳壳、赤芍等药相配伍。

连翘　味苦、微辛，气微寒。气味俱薄，轻清而浮，升也，阳中有阴。入手少阴心，手足少阳三焦、胆，阳明大肠、胃。泻心经客热，降脾胃湿热，去寸白、蛔虫，通月水、五淋。以其味苦而轻，故善达肌表，散鼠瘘、瘰疬、瘿瘤、结热、蛊毒、痈毒、斑疹，治疮疖，止痛消肿排脓，疮家号为圣丹；以其辛而能散，故又走经络，通血凝气滞结聚所不可无。

【补述】连翘为木犀科落叶灌木植物连翘的干燥果实，味苦，性微寒，归肺、心、小肠经，属清热解毒药。眼科临床应用有四：

1. 清热疏风　连翘清降之中兼能升浮宣散，常与金银花、薄荷、黄芩、荆芥等药相配，用于目赤、痛痒、流泪等风热证。若为角膜浅层病变，可加柴胡、蝉蜕、木贼等疏清退翳之品。

2. 泻火泄热　连翘苦寒，能解上、中二焦郁热，《银海精微》治疗热极眵睛之凉膈连翘散（连翘、大黄、黄连、薄荷、栀子、甘草、黄芩、朴硝），即以连翘与大队泻火攻下药相伍，可用于治疗急性卡他性结膜炎、流行性出血性结膜炎及化脓性角膜炎、急性葡萄膜炎等病属于热毒炽盛者。

3. 清心凉血　连翘善除心经客热，常与栀子、黄连、生地黄、木通等相伍，用于两眦部红肿痛痒及赤脉传睛等血轮火热证。连翘亦具清营凉血功效，温病学中用于温邪入里，初涉营分者。眼科临床，连翘亦用于治疗热毒传内，血热渗出之证。

4. 解毒散结　连翘为治疗外疡内痈的要药，素有“疮家圣药”之誉，眼科多用于治疗睑腺炎、眼睑脓肿、急性泪囊炎等病，初起或脓成破溃者皆可使用，常与金银花、蒲公英、野菊花、皂角刺等药相配。连翘与夏枯草、浙贝母、玄参等相伍，则能散痰火之郁结，可用于治疗睑板腺囊肿感染及泡性结膜炎、巩膜炎等病之结节较顽固者，亦可用于眼眶炎性假瘤。

鼠黏子一名牛蒡，一名大力子　味苦、辛，降中有升。治风毒斑疹诸瘘，散疮疡肿毒喉痹，及腰膝凝寒痹滞之气，以其善走十二经而解中有散也。感受风邪，头面浮肿。惟脾虚泄泻尤忌①。

【补述】鼠黏子（牛蒡子）为菊科二年生草本植物牛蒡的干燥成熟果实，味辛、苦，性寒，归肺、胃经，属发散风热药。眼科临床应用有三：

1. 疏风清热　牛蒡子味辛疏风，苦寒清热，适用于风热目病，《审视瑶函》治疗天行赤热症的驱风散热饮子（连翘、牛蒡子、羌活、防风、大黄、栀子、薄荷、赤芍、当归尾、甘草、川芎）及治疗肿胀如杯症的散热消毒饮子（牛蒡子、羌活、防风、黄芩、黄连、连翘、薄荷）中皆用之，以增强诸祛风泻火药之功效。

2. 散结消肿　牛蒡子辛能散结，苦能泄热，善解蕴结之热毒，为外科疮疡所常用，眼科临床用于睑腺炎、眼睑脓肿、急性泪囊炎等病之初起，局部红肿热痛，或伴寒热者，常与金银花、白芷、防风、贝母、天花粉等药同用，以增疏风清热、解毒散结之力。牛蒡子的泄热散结之功，眼科亦用于泡性结膜炎、巩膜炎等病白睛结节的治疗。

3. 宣散透泄　牛蒡子能宣散风热，透泄热毒，若风热毒邪客于眼睑皮肤，显现丘疹、疱疹而红肿瘙痒者，常与蝉蜕、薄荷、白蒺藜、荆芥等药同用，以取止痒消肿之效。

① 感受风邪……泄泻尤忌：此十五字《本草正》无，系摘自《本草求真》。

决明　味微苦、微甘，性平微凉，力薄。治肝热风眼，赤而多泪，及肝火目昏，可为佐使，惟多服久服，方可得效。或作枕用，治头风，明目，其功胜于黑豆。

【补述】决明（决明子）为豆科一年生半灌木状草本植物钝叶决明或小决明的干燥成熟种子，味甘、苦、咸，性微寒，归肝、大肠经，属清热泻火药。眼科临床应用有二：

1. 清肝明目　决明子苦寒，专入肝经，具清肝泻火之功，善治肝热目病，常用于角膜炎、葡萄膜炎、视神经炎、青光眼等症，可合入各主病方中。决明子乃咸寒之性，又能兼益肾阴，具明目之功，常与枸杞子、菊花相配，用于肝肾阴虚之目病，对视糊而干涩者尤宜。此三味药物，亦用作茶剂饮服，为眼科所常用食疗方。现代药理研究表明，决明子有降血压、预防动脉粥样硬化及缓泻功效，特别适宜于中、老年人健身明目之用。

2. 退翳明目　常用于角膜炎恢复阶段，与石决明、谷精草、密蒙花等药相配，以增强消翳磨障功效。

葶苈　味苦，大寒。沉也，阴也，气味俱厚。有毒。善逐水气，不减大黄，但大黄能泄血闭，葶苈能泄气闭，气行而水自行也。若肺中水气膹满胀急者，非此不能除。然性急利甚，凡涉气虚者，不可轻用。

【补述】葶苈（葶苈子）为十字花科一年生或二年生草本植物播娘蒿和独行菜的干燥成熟种子，味辛、苦，性大寒，归肺、膀胱经，属止咳平喘药。眼科临床应用有二：

1. 泻肺散结　葶苈子苦辛而寒，苦与寒合，能泻肺经之火盛；

辛与寒合，能解肺气之热郁。故本品善治白睛火热壅滞之证，泡性结膜炎、巩膜炎等病结节较大者皆可用之，与桑白皮、地骨皮、黄芩、象贝母、夏枯草等药相配，以增强泻肺清火、破滞开结之力。

2. 利水消肿　葶苈子能泻肺气之壅闭，而通利水道，且其性寒凉，用于治疗球结膜高度水肿伴充血者尤为适宜。葶苈子的利水消肿功效，还可用于治疗视网膜下积液，常与车前子、大腹皮、薏苡仁、泽泻、猪苓、茯苓等药同用。

夏枯草　味微苦、微辛。气浮而升，阴中阳也。善解肝气、养肝血，故能散结开郁，大治瘰疬鼠瘘[①]，乳痈瘿气，并治头疮目疾，目珠夜痛神效。

【补述】夏枯草为唇形科多年生草本植物夏枯草的干燥果穗，味辛、苦，性寒，归肝、胆经，属清热泻火药。眼科临床应用有四：

1. 清泻肝火　夏枯草苦寒，主入肝经，善泻肝火，眼科用于风轮火热证。韦文贵治疗黄液上冲的眼珠灌脓方（生石膏、生大黄、枳实、金银花、夏枯草、天花粉、玄明粉、焦栀子、瓜蒌仁、黄芩、淡竹叶）中，夏枯草与栀子、黄芩同用，增强清肝之力，配合全方之攻下清热解毒功效，用于治疗角膜溃疡及葡萄膜炎伴前房积脓者。

2. 平降肝阳　本条云夏枯草善“养肝血”，《本草衍义补遗》亦载其“有补养血脉之功”，故夏枯草清肝之中，略兼养肝，眼科临床常用于治疗肝阳上亢之目病，多与石决明、钩藤、白芍、甘草等平肝养阴药同用。药理研究显示，夏枯草有降血压作用，现

① 瘘：底本作“瘘”，据《本草纲目》改。

临床常用于高血压视网膜病变的治疗。

3. 止目珠痛　文中云“目珠夜痛神效”，其语出自明代楼英编撰的《医学纲目》。该书认为，目珠夜间疼痛属阴气盛，以夜属阴，阴气盛于阳虚之时，夏枯草至夏而枯，禀纯阳之气，故以阳胜阴。然夏枯草味苦辛，性寒，入肝胆二经，能清肝热，散郁结，适用于治疗肝经郁热而致的目珠疼痛。故在该书所附的验案中，用夏枯草配香附以疏肝解郁，配甘草以培土荣木，再配茶清以清利头目。临床上常用此法治疗视疲劳、原发性开角型青光眼、眶上神经痛等病而伴目珠胀痛者。

4. 清热散结　夏枯草能清痰火、散郁结，又善治瘰疬瘿瘤，眼科常与浙贝母相须为用，用于治疗泡性结膜炎、巩膜炎等病之结节较顽固者。夏枯草还可与牡蛎、昆布、海藻、浙贝母、半夏等软坚散结化痰之品相配，用于视网膜、玻璃体的增生性机化物及眼眶炎性假瘤、内分泌性突眼等症的治疗。

苍耳子一名羊负来　味苦、微甘。治头风寒痛，风湿周[①]痹，四肢拘挛；去风明目，养血，暖腰膝，及瘰疬疮疥；亦治鼻渊，宜炒熟为末，白汤点服[②]一二钱，久之乃效。忌猪肉马肉。入肝脾二经，肝受风则血阻，脾受湿则气滞，上如脑顶，下而足膝，内入骨髓，外而皮肤，无往不到，祛风去湿之圣药也。忌猪肉者，猪肉动风助湿，及风邪触犯，则遍身发出赤丹，而致病益增甚耳。去刺，酒拌蒸用[③]。

【补述】苍耳子为菊科一年生草本植物苍耳的干燥成熟带总苞的果实，味辛、苦，性温，有毒，归肺经，属发散风寒药。苍耳

① 周：底本作“风”，据《本草纲目》“枲耳”条改。
② 服：底本作“眼”，据《本草纲目》“枲耳”条改。
③ 入肝脾二经……酒拌蒸用：此段文字《本草正》无，系摘自《本草求真》。

子虽为辛温发散之品，但发汗解表之力甚弱，其性温和疏达，味辛散风，苦燥湿浊，尤善通鼻窍，开闭塞，为治疗鼻渊之要药，常与辛夷相须为用。眼科临床多用于治疗副鼻窦炎引起的眉骨疼痛，合入《兰室秘藏》选奇汤（羌活、防风、炙甘草、酒黄芩）中使用。

苍耳子有一定的毒性，临床使用时，一要严格控制剂量，二要使用炒后去硬刺的药材。

青葙子野鸡冠子也　味微苦，微寒。能清肝火血热，故治赤眼，退赤障，消翳肿，镇肝明耳目，亦去风湿恶疮疥癞，一身风痒。瞳子散大用之助火，故忌用之[①]。

【补述】青葙子为苋科一年生草本植物青葙的干燥成熟种子，味苦，性微寒，归肝经，属清热泻火药。眼科临床应用有二：

1. 清肝泻火　青葙子苦寒，专入肝经，其清肝泻火之功，与决明子同，二药常相须为用。然青葙子、决明子的清肝泻火之力，在龙胆、栀子、黄芩之下，故常作辅助之用，或用于火势较缓的慢性病变。现代药理研究发现，用青葙子水煎剂给家兔灌胃，连续用药 6 天后，可使家兔眼压轻度下降，对瞳孔无明显影响。但也有资料记载，青葙子油脂有扩瞳作用，故青葙子可用于开角型青光眼的治疗，闭角型青光眼宜慎用。动物实验还显示，青葙子有降血压作用，眼科临床亦常用于高血压视网膜病变的治疗。

2. 退翳明目　青葙子常用于角膜炎恢复阶段，与退翳磨障药同用，以促进角膜混浊的吸收。

① 一身风痒……故忌用之：此十六字《本草正》无，系摘自《本草求真》。

艾 味微苦，气辛，生用微温，熟[1]用微热。能通十二经，而尤为肝、脾、肾之药。善于温中逐冷除湿，行血中之气、气中之滞，凡妇人血气寒滞者，最宜用之。故能安胎，止心腹痛，治带下血崩，暖腰膝，止吐血、下痢，辟风寒寒湿瘴疟、霍乱转筋，及一切冷气鬼气，杀蛔虫并下部䘌[2]疮。或生用捣汁，或熟用煎汤，或用灸百病，或炒热敷熨可通经络，或袋盛包裹可温腰脐[3]。表里生熟，俱有所宜。

【补述】艾（艾叶）为菊科多年生草本植物艾的干燥叶，味辛、苦，性温，有小毒，归肝、脾、肾经，属止血药。眼科临床应用有二：

1. 温经止血　艾叶气香辛温，善暖气血而温经脉，为温经止血之要药。现代研究证实艾叶炭有明显的止血作用。临床上，艾叶炭常与阿胶相配，艾叶炒炭后辛散之性大减，得阿胶则止血补血功效更强，宜于因虚出血之目病，可用于高度近视黄斑部出血、年龄相关性黄斑变性出血，及视网膜反复出血等属脾不统血者，可合入归脾汤中使用。

2. 外用洗眼　艾叶外用洗眼，有退赤消肿、收烂止痒之功效。《本草纲目》引《斗门方》方治火眼肿痛，以艾烧烟起，用碗覆之，候烟尽，碗上刮煤下，以温水调化洗眼。此法所取之物即艾焦油，现制法为：将艾叶200克放入铁锅中，用暗火燃烧，其上盖玻璃板，收集其在玻璃板罩上凝结而成的油状物，待其冷却，刮下备用。《眼科锦囊》艾连洗方治疗睑弦赤烂及粘眵风痒，用艾叶与黄连、黄柏、车前子、枯矾同用，煎汤趁热熏洗，共奏清热解毒、燥湿收敛之功。体外实验证明，艾叶对多种致病细菌及真

① 熟：《本草正》作“热”。《本草求真》谓“熟艾”为陈艾之揉捣如绵者，灸火用。
② 䘌（nì 匿）：虫食病。
③ 腰脐：《本草正》作“脐膝”。

菌均有不同程度的抑制作用。

木贼 味微苦、微甘，性温而升，阳也。性亚麻黄，故能发汗解肌，治伤寒疟疾，去风湿，散火邪，疗目疾，退翳障，止肠风下血下痢，及妇人崩中带漏、月水不调。亦治风湿，疝痛，大肠脱肛。

【补述】木贼为木贼科多年生常绿草本植物木贼的干燥地上部分，味甘、苦，性平，归肺、肝经，属发散风热药。眼科临床应用有二：

1. 疏清退翳 木贼入肝、胆二经，其性升浮，能疏散肝经风热而消翳障，临床常配以蝉蜕，相须为用，偏于宣散，宜于角膜风热证之风邪偏重者，多用于浅层角膜炎初期，流泪、畏光、刺痛等症状明显，即所谓“翳从风生”者。当代庞赞襄氏利用木贼、蝉蜕的轻扬宣散作用，配入疏肝破瘀通脉或育阴潜阳通脉方中，以疏解眼部玄府郁结，用于治疗视网膜动、静脉阻塞的暴盲症。

2. 祛风止泪 目为肝之窍，泪液为肝所主，若窍虚不密，风邪袭入，则激泪而出。木贼入肝经祛风，能奏止泪之功。《医宗金鉴》止泪补肝散（当归、白芍、白蒺藜、川芎、熟地黄、木贼、防风）用木贼与四物汤相配，治疗肝虚风侵之冲风泪出症，临床上可用于治疗泪道通畅，冬月发作或加重者的流泪症。《寿亲养老新书》木贼散，治眼有冷泪，用木贼与焙焦的黑木耳相配，各等份为末，每次服6克，水煎温服。此方补虚固窍，祛风止泪，为治疗泪道通畅之流泪症的食疗方。

灯心草 味淡，性平。能通水道涩结癃闭，治五淋，泻肺热，降心火，除水肿，止血，通阴气，散肿止渴。但用败席煮服更良。若治喉痹，宜烧灯草灰吹之；若治下疳疮，亦用烧灰，加轻粉、麝香为末掺之。小便不禁忌用[1]。

【补述】灯心草为灯心草科多年生草本植物灯心草的干燥茎髓，味甘、淡，性微寒，归心、肺、小肠经，属利水渗湿药。灯心草既能入小肠利尿泄热，又可入心清火，临床常与朱砂拌染用，治心火上炎之目病，用于两眦部炎症及痛如针刺等症，以伴心烦、失眠、溲赤者尤宜。灯心草亦常与竹叶同用，二者皆甘淡寒之品，相须为用，增强清心利水之力。

谷精草[2]　味辛，微苦，气温，性浮而轻。入足阳明胃、足厥阴肝。治风火齿痛，喉痹血热，诸疮痛痒，肝虚目翳涩泪，雀目至晚不明，并疳疾伤目，痘后星障，退翳之要药也。试看望月砂，系兔食此草而成，亦能治眼为要药[3]。取嫩秧，花如白星者良。

【补述】谷精草为谷精草科一年生草本植物谷精草的干燥带花茎的头状花序，味辛、甘，性平，归肝、肺经，属发散风热药。谷精草质轻辛散，长于疏散肝经风热而退翳明目，为眼科临床所常用。谷精草与防风相伍，宜于风热型角膜炎而风邪偏重者。防风又能散滞升发，故谷精草配防风，亦可用于角膜炎恢复期，促进角膜混浊的吸收。《明目神验方》谷精散，即用谷精草、防风各等份为细末，每次服6～10克，空腹米饮调下，用于翳膜的治疗。谷精草与决明子相伍，宜于风热型角膜炎而热邪偏重者。谷精草与石决明相伍，增强退翳磨障之力，宜于角膜炎后期形成薄翳者。

① 小便不禁忌用：此六字《本草正》无，系摘自《本草求真》。
② 谷精草：本条摘自《本草求真》。
③ 亦能治眼为要药：此七字《本草正》作“亦能治眼，则知此更为眼家要药矣”。

谷精草与苍术、猪肝相伍，即《异授眼科》苍术猪肝散，治疗雀盲症，有补肝清肝、健脾明目之效，可用于角膜软化症之夜盲期及结膜干燥期。

芳草部

当归　味甘、辛，气温。气轻味重，可升可降，阴中有阳。其味甘而重，故专能补血；其气轻而辛，故又能行血。补中有动，行中有补，诚血中之气药，亦血中之圣药也。头止血上行，身养血中守，尾破血下流，全活血不走。大约佐之以补则补，故能养营养血，补气生精，安五脏，强形体，益神志，凡有形虚损之病，无所不宜；佐之以攻则通，故能祛痛通便，利筋骨，治拘挛、瘫痪、燥涩等症。营虚而表不解者，佐以柴胡、葛、麻、桂等剂，大能散表；卫热而表不敛者，佐以六黄[①]之类，又能固表。惟其气辛而动，故欲其静者当避之；性滑善行，大便不固者当避之。凡阴中火盛者，当归能动血，亦非所宜；阴中阳虚者，当归能养血，乃不可少；若血滞而为痢者，正所当用。其要在动、滑两字。若妇人经期血滞，临产催生，及产后儿枕作痛，俱当以此为君。小儿痘疹、惊痫，凡属营虚者，必不可少。

【补述】当归为伞形科多年生草本植物当归的干燥根，味甘、辛，性温，归肝、心、脾经，属补血药。眼科临床应用有二：

1. 补血荣目　当归为良好的补血药，和熟地黄一样，同为眼

① 六黄：底本作“大黄”，据《本草正》改。六黄指当归六黄汤中“六黄”，即生地黄、熟地黄、黄芩、黄柏、黄连、黄芪。

科明目之要药。当归味辛能行，补而不滞，在眼科应用更为广泛。《原机启微》治疗亡血过多之病的当归补血汤（当归、熟地黄、川芎、牛膝、白芍、炙甘草、白术、防风、生地黄、天冬），即以当归、熟地黄同为君药，配以健脾、滋肝、升发之品，共奏养血滋阴止痛之功。该方常用于治疗屈光不正及视频终端引起的视疲劳，而见睛珠疼痛、不能视物、羞明干涩、眼睫无力、眉骨太阳俱各酸痛等症，属血不养睛者。补血宜用当归身。

2. 活血行滞　当归善于和血活血，外障目病见红赤者多用之，临床常与赤芍同用，赤芍苦寒之性，制约当归之辛温，防助火之弊，合入祛风清热、清热泻火、清热祛湿等方中使用，以助退赤之效。对于目病血瘀证，当归为必用之品，常与枳壳相配，行气以增活血之力。当归还有良好的活血止痛功效，治疗眼外伤之血瘀疼痛，常与血竭、制乳香、制没药等同用；治疗睑腺炎、眼睑脓肿、急性泪囊炎等病初起，红肿疼痛，常与金银花、白芷等同用。活血宜用当归尾。

川芎　味辛、微甘，气温。升也，阳也。其性善散，又走肝经，气中之血药也。反藜芦。畏硝石、滑石、黄连者，以其沉寒而制其升散之性也。芎、归俱属血药，而芎之散动尤甚于归，故能散风寒，治头痛，破瘀蓄，通血脉，解结气，逐疼痛，排脓消肿，逐血通经。同细辛煎服，治金疮作痛。同陈艾煎服，验胎孕有无三四月后，服此微动者，胎也。以其气升，故兼理崩漏眩晕；以其甘少，故散则有余，补则不足。惟风寒之头痛，极宜用之；若三阳火壅于上而痛者，得升反甚。今人不明升降，而但知川芎治头痛，谬亦甚矣。多服久服，令人耗[1]散真气，

① 耗：《本草正》作“走”。

能致暴亡，用者识之。

【补述】川芎为伞形科多年生草本植物川芎的干燥根茎，味辛，性温，归肝、胆、心包经，属活血化瘀药。眼科临床应用有二：

1. 活血行气　川芎辛散温通，既行血又行气，《本草纲目》载其为“血中之气药”，故有良好的活血化瘀功效，为治疗内外眼病血瘀证所习用。川芎味辛气雄，入肝经，能疏肝开郁，通达气血，临床亦多用于治疗气血郁滞、玄府闭塞之目病，常与柴胡、香附、郁金等药同用。药理研究表明，川芎所含川芎嗪，具有抗凝、抗纤维化、抗血栓形成、扩张血管、降低血黏度、改善微循环等作用，眼科用于治疗缺血性视神经病变、视网膜静脉阻塞、开角型青光眼等病，取得明显的效果。

2. 祛风散邪　川芎辛温香窜，上行头目，善祛风而止头痛，并能治目痛、目痒、流泪。在《兰室秘藏》治疗两眼昼夜隐涩难开、羞明恶日、赤肿而痛的芎辛汤（细辛、川芎、蔓荆子、甘草、白芷、防风）中，川芎祛风散寒，以增止痛之力；在《审视瑶函》治疗痒若虫行症的驱风一字散（川乌、荆芥、羌活、防风、薄荷、川芎）中，川芎祛风活血，以助止痒之功；在《银海精微》治疗一切热泪的川芎茶调散（川芎、防风、羌活、甘草、荆芥、木贼、石膏、菊花、薄荷、石决明）中，川芎祛风通窍，以协止泪之效。

赤白芍反藜芦　味微苦、微甘、略酸，性颇寒。气薄于味，敛降多而升散少，阴也。有小毒。白者味甘，补性多；赤者味苦，泻性多。生者更凉，酒炒微平。其性沉阴，故入血分，补血热之虚，泻肝火之实，固腠理，止热泻，消痈肿，利小便，除眼疼，退虚热，缓三消。诸症于因热而致者为宜，若脾气寒而痞满难化者忌用。止血虚之腹痛，敛血虚之发热。白者安胎热不宁，赤者能通经破血。此物乃补药中之稍寒者，非若极苦大寒之比。若谓其白色属金，恐伤肝木，寒伐生气，产后非宜，则凡白过芍药、寒过芍药者，又将何如？如仲景黑神散、芍药汤之类，非皆产后要药耶？用者还当详审。

【补述】赤芍为毛茛科（一作芍药科）多年生草本植物芍药或川赤芍的干燥根。味苦，性微寒，归肝经，属清热凉血药。眼科临床应用有二：

1. 清热凉血　《药品化义》曰：赤芍味苦能泻，带酸入肝，专泻肝火，盖肝藏血，用此清热凉血。目为肝之窍，目病多红赤之症，故赤芍为常用之品。因于风热者，赤芍多与当归、川芎同用，凉血而兼辛散；因于火热者，赤芍多与牡丹皮、茺蔚子同用，凉血而增清热。赤芍亦为目病之血热瘀结、血热渗出、血热妄行三证所常用，唯治血热妄行之视网膜出血，宜用于出血初止之时，并与白芍同用，凉血止血与行血并施。

2. 活血化瘀　赤芍有较强的活血功效，常与桃仁、红花、当归尾、生地黄、川芎同用，此即《医宗金鉴》桃红四物汤（桃仁、红花、白芍、熟地黄、当归、川芎）之变法，变养血活血之剂为活血化瘀专方，广泛用于内、外眼血瘀证。

白芍为毛茛科（一作芍药科）多年生草本植物芍药（栽培品）的干燥根，味苦、酸，性微寒，归肝、脾经，属补血药。眼科临床应用有三：

1. 补血缓急　白芍为养血之品，又有止痛缓急之功，善治目失血养之睛珠酸痛，常在四物汤中应用，用时需加大白芍剂量。白芍和甘草同用，酸甘化阴，《伤寒论》用以治疗筋脉失养之脚挛急，眼科临床亦常用于治疗麻痹性斜视、眼轮匝肌肌纤维颤搐、瞬目次数过多等症属于眼部筋脉拘挛者，合入各主病方中。

2. 凉血敛阴　白芍苦寒，能清热凉血；味酸，能敛阴止血。本药常用于火热上迫，血热妄行之视网膜出血初期，与大小蓟、生地黄、侧柏炭、仙鹤草等凉血止血药同用。白芍酸收敛阴之功，还可用于治疗瞳神散大，常和五味子、山茱萸、酸枣仁等药相配。

3. 益阴潜阳　白芍能益肝之阴，而制上亢之阳，有平抑肝阳之效。临床上用于肝阳上亢之目病，常与生地黄、枸杞子、木瓜、甘草等药相配，增强柔肝养阴之力。

丹皮　味辛、苦，气微凉。气味俱轻，阴中阳也。赤者行性多，白者行性缓。入手[①]少阴及足[②]厥阴经。忌葫蒜。凉骨蒸无汗，散吐衄瘀血，除产后血滞寒热，祛肠胃蓄血癥坚，仍定神志，通月水，治惊搐风痫，疗痈肿住痛。总之，性味和缓，原无补性，但其微凉而辛，能和血凉血生血，除烦热，善行血滞，滞去而郁热自解，故亦退热。用此者，用其行滞而不峻。

【补述】丹皮（牡丹皮）为毛茛科（一作芍药科）落叶小灌木植物牡丹的干燥根皮，味苦、辛，性微寒，归心、肝、肾经，属清热凉血药。眼科临床应用有三：

1. 清热凉血　牡丹皮亦为凉血热之要药，目病之血热瘀结、血热渗出、血热妄行三证皆可用之。临床上，牡丹皮还常与栀子相伍，以增泻火凉血之效，广泛用于治疗火热目病，外眼红赤及内眼出血者皆宜。此药对与逍遥散合用，即《内科摘要》丹栀逍遥散，能清解肝经郁火，通利眼部玄府，为治疗视神经相关病变所常用。

---

① 手:《本草正》作“足”。
② 足:《本草正》作“手”。

2. 清退虚热　《本草新编》载牡丹皮为“治骨蒸之圣药”，常和地骨皮同用，共奏滋阴清热之功。临床常用此药对治疗阴虚夹瘀之目病，可用于糖尿病视网膜病变、视网膜静脉周围炎等病反复出血者，巩膜炎经久不愈而充血紫暗者亦常用之，若伴五心烦热、两颧午后潮红、盗汗、舌红少津等症，更为相宜。

3. 活血行瘀　牡丹皮辛行苦泄，其性又寒，故具凉血而不留瘀、活血而不破血之功，即本条所云，行（血）滞而不峻。临床上，牡丹皮可用于血热妄行之内眼出血的各个阶段：出血初期，与水牛角、生地黄、白芍、侧柏叶等药同用，清热凉血止血而兼散瘀；出血初止时，与丹参、三七等药同用，止血活血并施；出血后期，与红花、桃仁、苏木等药同用，增强活血化瘀功效。

白豆蔻　味辛，气温。味薄气厚，阳也。入脾、肺两经。别有清爽之气，散胸中冷滞，温胃口止痛，除呕逆翻胃，消宿食膨胀，治噎膈，除疟疾，解酒毒，祛秽恶，能退翳膜，亦消痰气。欲其速效，嚼咽甚良，或为散亦妙。白睛白翳，目眦红筋皆宜之①。

【补述】白豆蔻（豆蔻）为姜科多年生草本植物白豆蔻或爪哇白豆蔻的干燥成熟果实，味辛，性温，归肺、脾、胃经，属化湿药。白豆蔻长于化湿行气，为治湿阻脾胃之要药，眼科湿热目病多用之，常与杏仁、薏苡仁相伍，以宣上畅中渗下，若湿偏重者，可加藿香、大腹皮、茯苓等药；若热偏重者，加可黄芩、滑石、车前子等药。临床上可用于治疗葡萄膜炎、前巩膜炎、单纯疱疹病毒性角膜炎、春季结膜炎、慢性结膜炎等病缠绵难愈或反复发作者，全身可兼见头痛且重、胸闷纳差、苔腻等症。临床诊断中，

---

① 白睛白翳……皆宜之：此十一字《本草正》无，系摘自《本草求真》。

舌诊尤为重要，往往为用药的重要依据。

白豆蔻的主要化学成分为挥发油，入汤剂后下的最佳方法为：临用时先将药打碎，另用水浸泡30分钟，后下入煎液中，煮沸10分钟后，连同煎罐冷却，再滤过取汁。

香附 味苦、辛、微甘，气温。气味俱厚，阳中有阴，血中气药也。专入肝、胆二经，兼行诸经之气。用此者，用其行气血之滞。童便炒，欲其下行；醋炒，则理气痛。开六郁，散寒邪，利三焦，行结滞，消饮食痰涎、痞满腹胀、胕肿脚气，止心腹、肢体、头目、齿耳诸痛，疗霍乱吐逆，气滞泄泻，及吐血下血尿血，妇人崩中带下，经脉不调，胎前产后气逆诸病。因能解郁，故曰妇人之要药。然其味辛而动，若阴虚躁热而汗出血失者，概谓其要，则大误矣。此外，凡痈疽瘰疬疮疡，但气滞不行者，皆宜用之为要药。

【补述】香附为莎草科多年生草本植物莎草的干燥根茎，味辛、微苦、微甘，性平，归肝、脾、三焦经，属行气药。眼科临床应用有三：

1. 行气开郁　香附辛散苦降，甘缓性平，长于疏肝理气，而能通利眼部玄府，常和柴胡、川芎相配，用于治疗急性球后视神经炎、视神经乳头炎等病属气郁血滞，玄府闭塞者，可兼见胁肋胀痛，脘闷嗳气，食少苔白等症。柴胡、香附、川芎皆具通利眼部玄府之功，然柴胡主于条达肝气，香附主于开郁散气，川芎主于疏通气血，各有侧重。

2. 止目睛痛　《得配本草》载“香附得夏枯草治睛痛”，临床上常用此二味治疗肝经郁热之目痛，亦借香附良好的疏肝行气止痛功效。

3. 理气调经　香附善于调理气机，能行气和血，为妇科调经之要药。眼病在经期发作或加重者，多用之。《审视瑶函》治疗逆经目病的顺经汤（当归、川芎、柴胡、桃仁、香附、乌药、青皮、红花、陈皮、苏木、赤芍、玄参），即用香附调理气血，以助全方降气泄热、破血通经之功，临床上可用于治疗代偿性月经而出现的内外眼出血症。

紫苏叶　味辛，气温。气味香窜者佳。用此者，用其温散，解肌发汗，祛风寒甚捷，开胃下食，治胀满亦佳，顺气宜用，口臭亦辟。除霍乱转筋，祛脚气，通大小肠，消痰利肺，止痛温中，安胎定喘，解鱼蟹毒，治蛇犬伤①。或作羹，或生食俱可。

梗　能顺气，其性缓，体虚者可用。

子　性润而降，能润大便，消痰喘，除五膈，定霍乱，顺气滞。

【补述】紫苏叶为唇形科一年生草本植物紫苏的干燥叶（或带嫩枝），味辛，性温，归肺、脾经，属发散风寒药。紫苏叶味辛能散能行，除发散风寒作用外，还兼有理气安胎之功。《审视瑶函》芎苏散（紫苏、川芎、麦冬、白术、陈皮、干姜、白芍、甘草）即以紫苏叶为主药，治疗孕妇外感风寒的兼胎症。

紫苏梗为紫苏的干燥茎，味辛，性温，归肺、脾经，属行气药。功能宽胸利膈，顺气安胎。临床可和柴胡、香附、枳壳等药相配，用于治疗肝郁气滞之目病。

紫苏子为紫苏的干燥成熟果实，味辛，性温，归肺经，属止咳平喘药。紫苏子性降，和桔梗相伍，能宣降肺气，功似前胡、

① 伤：底本作“疡”，据《本草正》改。

桔梗，可用于泡性结膜炎、巩膜炎等病的治疗，但紫苏子辛温，临床用之较少。

薄荷 味辛、微苦，气微凉。气味俱轻，升也，阳也。其性凉散，通关节，利九窍，乃手厥阴、太阴经药。清六阳会首，散一切毒风，治伤寒头痛寒热，发毒汗，疗头风脑痛，清头目咽喉口齿风热诸病，除心腹恶气、胀满霍乱，下气消食消痰，辟邪气秽恶，引诸药入营卫，开小儿之风涎，亦治瘰疬、痈肿、疮疥、风瘙、瘾疹。作菜食之除口气，捣汁含漱去舌苔语涩，揉叶塞鼻止衄血，亦治蜂螫蛇伤。病新痊者忌用，恐其泄汗亡阳。

【补述】薄荷为唇形科多年生芳香草本植物薄荷的干燥地上部分，味辛，性凉，归肺、肝经，属发散风热药。眼科临床应用有二：

1. 疏风清热 薄荷味辛性凉，其气芳香，善于疏散风热，清利头目，广泛应用于风热目病。薄荷与黄芩配，多用于气轮白睛风热证；薄荷与柴胡配，多用于风轮黑睛风热证；薄荷与连翘配，多用于血轮两眦风热证；薄荷与蝉蜕配，多用于肉轮眼睑皮肤风热证。体外试验显示，薄荷煎剂对单纯性疱疹病毒有抑制作用，故临床上常与金银花、连翘、柴胡、黄芩等药相配，用于单纯疱疹病毒性角膜炎角膜浅层病变的治疗。

2. 疏肝解郁 薄荷之气芳香，入肝经气分，能治肝气之郁结，在逍遥散中使用，助柴胡条达肝气之功，眼科多用于视神经相关病变，以通利眼部玄府，而疏神光之道。薄荷作疏肝解郁之用时，剂量宜小。

荆芥 味辛、苦，气温。气厚味薄，浮而升，阳也。用此者，用其辛散调血。能解肌发表，退寒热，清头目，利咽喉，破结气，消饮食，通血或行瘀滞，助脾胃，辟诸邪毒气，醒酒逐湿，疗头痛头旋、脊背疼痛、手足筋急、瘒[①]痹脚气、筋骨烦疼、风湿疝气，止下血血痢、崩淋带浊。若产后中风强直，宜研末酒服甚妙。捣烂醋调，敷疔疮肿毒最佳，亦鼠瘘、瘰疬、血风、疮疥必用之要药。

【补述】荆芥为唇形科一年生草本植物荆芥的干燥地上部分，味辛，性微温，归肺、肝经，属发散风寒药。眼科临床应用有二：

1. 散风祛邪　荆芥辛散轻扬，微温不烈，为外障眼病常用之品。荆芥与防风配，辛温发散药相须为用，善祛眼部风邪，凡眼病因风而痒痛、赤肿、流泪者皆可用之，睑缘及眼睑皮肤糜烂者亦常用之，风能胜湿耳。荆芥与黄连配，辛温与苦寒并用，共奏疏风清热之功，适应于目病风热证，常用于治疗急性结膜炎、角膜炎等病，因黄连入心经，故亦常用于血轮两眦部风热证。荆芥与金银花、连翘配，亦治目病风热证，荆芥得银翘，辛而不燥，无碍于热；银翘得荆芥，寒而不凝，无碍于风。故此药对广泛应用于感受风热毒邪引起的眼病，特别适用于单纯疱疹病毒性角膜炎角膜浅层病变。荆芥与生地黄配，能疏清血中之风热，常用于热性疱疹、带状疱疹、湿疹等病见眼睑皮肤潮红瘙痒者。

2. 炒炭止血　荆芥炒炭，其辛温之性变为苦涩平和，长于止血，眼科可用于内眼出血之初，属血热妄行者，常与侧柏炭、仙鹤草、大小蓟、炒蒲黄等药同用，以加强敛涩止血之力。

① 瘒（qún 群）：手足麻痹。

白芷 味辛，气温。气厚味轻，升也，阳也。其性温散败毒，逐阳明经风寒邪热，止头痛头风头眩、目痛目痒泪出；散肺经风寒，皮肤斑疹燥痒；治鼻鼽鼻渊，齿痛，眉棱骨痛，大肠风秘，肠风尿血。其气辛香达表，故治疮疡，排脓止痒定痛，托痈疽、肺痈、瘰疬、痔瘘，长肉生肌。炒黑用之，提女人血崩，漏下赤白，血闭阴肿。欲去皯[①]斑，宜以生用，可作面脂。亦治蛇伤砒毒，金疮伤损。

【补述】白芷为伞形科多年生高大草本植物白芷或杭白芷的干燥根，味辛，性温，归胃、大肠、肺经，属发散风寒药。眼科临床应用有三：

1. 祛风散邪　白芷味辛能散，其气芳香，上行头目，善治风盛之目病。盖足三阳经起于眼之周围，风邪袭目，首客三阳，经络中阳气被遏，发为目赤、胞肿、羞明、头痛、眉骨酸痛诸症，白芷入足阳明胃经，常和入足太阳膀胱经的羌活、入足少阳胆经的柴胡相伍，共祛足三阳经之风。白芷长于止痛，目病之前额及眉骨痛多用之，前额为阳明经之所属，眉骨亦属其部。若风热为患，白芷常与黄芩同用。

2. 升发清阳　白芷亦属风药升清之品，常和防风相须为用。若与补血药配伍，可治目失荣养之睛珠疼痛；若与补气药配伍，可治中气下陷之眼睫无力。白芷、防风与柴胡、升麻皆有升发脾胃清阳之效，但前者辛温，后者辛凉；前者止痛之力强，后者升举之功著。

3. 消肿排脓　白芷能治痈疽疮肿，取其辛以散结，为外科常用辅助之品。眼科用于治疗睑腺炎、眼睑脓肿、急性泪囊炎等病之初起焮红肿痛者，与金银花、蒲公英、赤芍等药同用，以清热

① 皯（gǎn 赶）：颜面生有黑褐色斑块。

消散；脓成不易穿溃者，与天花粉、连翘、皂角刺等药同用，以托毒排脓。

藁本　味甘、辛，性温。气厚味薄，升也，阳也。疗诸恶风鬼注，除太阳顶巅头痛，大寒犯脑，痛连齿颊，及鼻面皮肤酒皶皯刺，风湿泄泻，冷气腰疼，妇人阴中风邪肿痛。此足太阳膀胱经风痫、雾露瘴疫之要药。

【补述】藁本为伞形科多年生草本植物藁本或辽藁本的干燥根茎和根，味辛，性温，归膀胱经，属发散风寒药。临床用于治疗外感风寒之目病而伴颠顶痛者，盖藁本专入膀胱经，足太阳之脉起于目内眦，上额交颠，藁本辛温香燥，性味俱升，善达颠顶，散太阳经风寒而止痛。藁本味辛，其气雄壮，祛风之力甚强，亦常用于目病风盛之证。《原机启微》除风益损汤中用之，以治目因外伤，风邪入侵之头眼疼痛。《不空和尚目医三种》藁本汤（藁本、羌活、细辛、川芎、牛蒡子、蝉蜕）中以藁本为主药，合诸辛温、辛凉祛风止痒之品，以治风邪目痒重症。

蔓草部

菟丝子　味甘、辛，气微温。其性能固，入肝、脾、肾三经。先用甜水淘洗净，浸胀，次用酒渍，煮熟晒干，炒之更妙。补髓添精，助阳固泄，续绝伤，滋消渴，缩小便，止梦遗、带浊、余沥，暖腰膝寒疼，壮气力筋骨，明目，开胃进食肥肌，禁止鬼交，尤安梦寐。汤液丸散，任意可用，古人不入煎剂，亦一失也。欲止消渴，煎汤任意饮之。

【补述】菟丝子为旋花科一年生寄生草本植物南方菟丝子或菟丝子的干燥成熟种子，味辛、甘，性平，归肝、肾、脾经，属补阳药。菟丝子既补肾阳，又能补肾阴，实为肾经平补之品。眼科临床常与枸杞子、五味子、覆盆子、车前子同用，即《摄生众妙方》五子衍宗丸。此方原为种子之方，具补肾填精、疏利肾气、补而不峻、温而不燥之效，且五者均为明目之品，故其功于目者不在六味地黄之下，可广泛应用于肝肾亏虚之内障眼病，亦常用于一些眼底病变的恢复阶段，以助视力的提高。若肾阴偏虚者，与楮实子、女贞子同用；肾阳偏虚者，与肉苁蓉、沙苑子同用；精血两亏者，与四物汤同用；心肾两亏者，与酸枣仁、柏子仁、远志、当归同用；脾肾两亏者，与山药、白术、茯苓、薏苡仁同用。

五味子　皮甘肉酸，性平而敛；核仁味辛、苦，性温而暖。俱兼咸味，故名五味。入肺、肾二经。南者治风寒咳嗽，北者疗虚损劳伤。整用者，用其酸，生津解渴，止泻除烦，疗耗散之肺金，滋不足之肾水，能收敛虚火，亦解除酒毒；敲碎者，用其辛温，补元阳，壮筋骨，助命门，止霍乱。但感寒初嗽当忌，恐其敛束不散；肝旺吞酸当忌，恐其助木伤土。瞳神散大，为保肺滋肾要药[①]。

【补述】五味子为木兰科（一作五味子科）落叶木质藤本植物五味子的干燥成熟果实，习称“北五味子”，味酸、甘，性温，归肺、心、肾经，属收涩药。眼科临床应用有三：

1. 补肾明目　《神农本草经疏》载五味子“专补肾”，其性温而润，能滋肾阴，故具益精明目之功。《审视瑶函》治肾虚目暗不明的明目地黄丸（熟地黄、生地黄、山药、泽泻、山茱萸、牡丹皮、柴胡、茯神、当归身，五味子），方中用五味子合熟地黄、生地黄、山茱萸以助益肾补肝之力，增滋阴明目之功，该方常用于中心性浆液性脉络膜视网膜病变恢复期、慢性葡萄膜炎、慢性视神经炎、视神经萎缩及年龄相关性白内障、年龄相关性黄斑变性等病，临床上为治疗水轮虚证所习用。

2. 收敛固摄　五味子味酸性收，在眼科传统用于治疗瞳神散大。《常见病症忌口与食养》五味枸杞饮，五味子与枸杞子相配，用于绿风内障，以滋肾养肝，收敛精气，临床可用于抗青光眼术后，眼压得到控制而视功能损害者，急性闭角型青光眼术后尤宜。此方取醋炙五味子（捣碎）、枸杞子（剪碎）各100克，放入洁净

① 瞳神散大……要药：此十一字《本草正》无，系摘自《本草求真》，原文作“收耗散之气，瞳神散大，为保肺滋肾要药”。

容器内，冲入沸水1000毫升，盖严浸泡半日，代茶饮用。亦可用五味子10克、枸杞子15克，放入保温杯内，倒入沸水，加盖焖泡10分钟即可饮用，可反复冲泡，每日1剂。

3. 补水宁神　五味子既可补益心肾，又可宁心安神。《审视瑶函》治疗神光自现症的补水宁神汤（熟地黄、生地黄、白芍、当归、麦冬、茯神、五味子、甘草）中，五味子合熟地黄以滋水，合白芍以敛阴，合茯神以宁心，以助全方清心安神、滋阴明目之功。临床可用于治疗玻璃体后脱离、视网膜囊样变性和网状退行性变等病出现闪光症状者。

天花粉即瓜蒌根　味苦，性寒。气味颇轻，有升有降，阴中有阳。最凉心肺，善解热渴，大降膈上热痰，消乳痈肿毒、痔漏、疮疖，排脓生肌长肉，除跌扑瘀血，通月水，除狂热，去黄疸，润枯燥，善解酒毒，亦通小肠，治肝火疝气[①]。

【补述】天花粉为葫芦科攀缘藤本植物栝楼或双边栝楼（中华栝楼）的干燥根，味甘、微苦，性微寒，归肺、胃经，属清热泻火药。眼科临床应用有四：

1. 清热泻火　天花粉微苦微寒，其清泄气分实热之力较弱，常与其他苦寒之品相伍，以增清热泻火之效。《原机启微》黄连天花粉丸（黄芩、栀子、天花粉、甘菊花、川芎、黄连、薄荷、连翘、黄柏）即以黄连、天花粉同为君药，治淫热反克之病而眵多眊矂紧涩、赤脉贯睛者。

2. 清肺润燥　天花粉入肺经，既能泻火以清肺，又能生津以润肺。《审视瑶函》退赤散（桑白皮、甘草、牡丹皮、黄芩、天花粉、桔梗、赤芍、当归尾、栝楼仁、麦冬）中用之，与桑白皮、

① 气：《本草正》作“痛”。

黄芩、麦冬共奏清肺润燥之功，以治色似胭脂症之属肺热迫血妄行者，临床上亦用于治疗泡性结膜炎、浅层巩膜炎等病。

3. 消肿排脓　天花粉清热泻火，且具解毒功效，又为治疗疮疡肿毒之要药。眼科常用于睑腺炎、眼睑脓肿、急性泪囊炎等病，初期与金银花、白芷、防风、赤芍、当归尾等药同用；脓成已溃，与生黄芪、生甘草、皂角刺等药同用。天花粉之清热解毒功效，还常用于眼睑湿疹、带状疱疹、热性疱疹等病而见眼睑皮肤红肿、糜烂者。

4. 生津止渴　天花粉甘苦寒，既能清热，又长于生津液，故凡火热目病伴舌燥口渴者多用之。天花粉的生津止渴功效，亦为糖尿病视网膜病变所常用，多与葛根、山药、知母、麦冬、生地黄、赤芍等药相配，以滋阴润燥，凉血活血。现代药理研究显示，天花粉水提物的非渗透部位能降低血糖活性。

金银花一名忍冬　味甘，气平，其性微寒。善于化毒，故治痈疽肿毒，疮癣、杨梅、风湿诸毒，诚为要药。毒未成者能散，毒已成者能溃。但其性缓，用须倍加，或用酒煮服，或捣汁搀酒顿饮，或研烂拌酒厚敷。若治瘰疬、上部气分诸毒，用一两许，时常煎服，极效。

【补述】金银花为忍冬科多年生半常绿缠绕木质藤本植物忍冬的干燥花蕾或带初开的花，味甘、性寒，归肺、心、胃经，属清热解毒药。眼科临床应用有二：

1. 散邪清热　金银花质轻气香，兼有宣散之功，常与连翘、薄荷、柴胡、黄芩、荆芥、蝉蜕等药相配，用于目病风热证。

2. 清热解毒　文中云金银花“善于化毒”。夫毒之为病，发病急，可传染，病处红肿热痛，甚者溃烂。目病之毒，多为火热之极，金银花能消火热之毒，为治疗目病热毒证之要药，用时需量大，常与野菊花、蒲公英、紫花地丁、连翘、栀子、黄连及苦参、土茯苓等药同用。临床上，金银花可通过不同配伍，用于眼部各轮之热毒证。《中医眼科临床实践》银花解毒汤（金银花、蒲公英、黄芩、枳壳、蔓荆子、制大黄、生甘草、天花粉、龙胆、桑白皮），用金银花配龙胆、黄芩、制大黄等药，清解风轮肝经热毒，可用于治疗梅毒性角膜基质炎及单纯疱疹病毒性盘状角膜基质炎。

现代药理研究发现，金银花煎剂及醇浸液对金黄色葡萄球菌、白色葡萄球菌、溶血性链球菌等多种革兰阳性和阴性菌均有一定的抑制作用。金银花水煎剂对单纯疱疹病毒有抑制作用。

葛根 味甘，气平、寒。气轻于味，浮而微降，阳中微阴。用此者，用其凉散，虽善达诸阳经，而阳明为最。以其气轻，故善解表发汗。凡解散之药多辛热，此独凉而甘，故解温热时行疫疾，凡热而兼渴者，此为最良，当以为君，而佐以柴、防、甘、桔极妙。尤散郁火，疗头痛，治温疟往来，疮疹未透，解酒除烦，生津止渴，除胃中热狂，杀野葛、巴豆、毒箭、金疮等伤。但其性凉，易于动呕，胃寒者所当慎用。

【补述】葛根为豆科多年生落叶藤本植物野葛的干燥根，味甘、辛，性凉，归脾、胃、肺经，属发散风热药。眼科临床应用有三：

1. 疏风散邪 葛根轻清升散，入脾胃经，能解阳明之邪，又善舒筋止痛，常与石膏、白芷、黄芩、防风等为伍，用于治疗风热目病而伴前额痛及眉棱骨痛者。

2. 通利目窍 葛根能升发脾胃清阳之气上行头目，而使目窍通利。《东垣试效方》益气聪明汤（蔓荆子、葛根、黄芪、人参、黄柏、白芍、炙甘草、升麻）中用之，以治脾胃虚损之内障目暗。现代药理研究表明，葛根所含葛根素具有增加冠状动脉血流量、扩张脑血管、改善微循环等作用。葛根及葛根素对改善视网膜血管阻塞、改善视功能有一定作用，眼科可应用于治疗视网膜动脉阻塞、视网膜静脉阻塞等病。现临床上，葛根常和川芎配对，相须为用，加强活血功效，利于目窍气血的流通。

3. 生津止渴　李东垣谓葛根“鼓舞胃气上升，行津液”，故有止渴之功。临床用于糖尿病视网膜病变属阴津亏耗者，常与天花粉相须为用，以清热润燥生津。药理研究显示，葛根素有降血糖作用。

木通　味苦，气寒。沉也，降也。能利九窍，通关节，消浮肿，清火退热，除烦渴黄疸；治耳聋目痛，天行时疾，头痛鼻塞目眩；泻小肠火郁，利膀胱热淋，导痰湿呕哕；消痈肿壅滞、热毒恶疮，排脓止痛；通妇人血热经闭，下乳汁，消乳痈血块，催生下胎。若治小水急数疼痛，小腹虚满，宜加葱煎服。若治喉痹咽痛，宜浓煎含咽。

【补述】木通为木通科落叶木质缠绕藤本植物木通、三叶木通或白木通的干燥藤茎，味苦，性寒，归心、小肠、膀胱经，属利水渗湿药。眼科临床应用有三：

1. 清热降火　木通苦寒，入心与小肠经，能利尿而引心火下行，常与生地黄同用，即《小儿药证直诀》导赤散（生地黄、木通、生甘草梢、竹叶）中的两味主药，功能清心凉血，善治心火上炎之目病。目之两眦为血轮，乃心之所属，故眦部热性病变多用之；痛如针刺之症，常辨为心火作祟，亦用之。

2. 渗湿利水　木通苦寒，善泄降祛湿，多用于治疗湿热目病，常与滑石、黄芩、车前子等药相配。木通又能利水消肿，合入五苓散中，以治目病之水证。

3. 通利血脉　木通入血分，妇科用于治疗血瘀经闭、产后乳少等症。《审视瑶函》退热散（赤芍、黄连、木通、生地黄、栀子、黄柏、黄芩、当归尾、甘草梢、牡丹皮）中用之，治疗血热瘀结之赤丝虬脉症，方中木通既有清热泻火之功，又增活血行滞之效。

木通的品种较复杂，除木通科植物外，还有毛茛科的小木通和绣球藤（川木通），马兜铃科的木通马兜铃（关木通）等。据《中华本草》考证，木通科植物为正品木通，《中国药典》亦将其定为正品，把川木通另作品种单列。另外，关木通有毒性作用，用量过大或长期服用，可引起急性肾功能衰竭，甚至死亡，国家药品监督管理局已取消关木通的药用标准。

毒草部

白附子　味甘、辛，大温。有小毒。其性升，能引药势上行。辟头风诸风，冷气心疼，风痰眩晕，带浊；疗小儿惊风痰搐，及面鼻游风，黖斑风刺；去面痕，可作面脂；亦治疥癣风疮，阴下湿痒，风湿诸病。凡欲入药，炮而用之。

【补述】白附子为天南星科多年生草本植物独角莲的干燥块茎，味辛，性温，有毒，归胃、肝经，属温化寒痰药。白附子善除风痰，通经络，解痉挛，眼科临床多用于治疗麻痹性斜视及面神经麻痹。《审视瑶函》治口眼㖞斜症的正容汤（白附子、羌活、防风、半夏、胆南星、白僵蚕、秦艽、木瓜、茯神木、甘草、生姜、酒），用白附子祛头面风痰，增强全方化痰活络功效。白附子为辛燥之品，适用于外有风邪、内有痰湿之证，若属肝肾阴虚、内风夹痰者则不可使用。

大黄　味苦，气大寒。气味俱厚，阴中之阴，降也。有毒。其性推陈致新，直走不守，夺土郁壅滞，破积聚坚癥，疗瘟疫阳狂，除斑黄谵语，涤实痰，导瘀血，通水道，去湿热，开燥结，消痈肿，因有峻烈威风，积垢荡之顷刻。欲速者生用，汤泡便吞；欲缓者熟用，和药煎服。气虚同以人参，名黄龙汤；

血虚同以当归，名玉烛散。佐以甘草、桔梗，可缓其行；佐以芒硝、厚朴，益助其锐。用之多寡，酌人实虚。假实误用，与鸩相类。

【补述】大黄为蓼科多年生高大草本植物掌叶大黄、唐古特大黄或药用大黄的干燥根和根茎，味苦，性寒，归脾、胃、大肠、肝、心包经，属攻下药。眼科临床应用有三：

1. 通腑泻热　大黄为泻下通便之要药，其味苦性寒，能使火热之邪下行，生用力强。临床常与芒硝相须为用，乃攻下泻火之峻剂，可用于重症角膜炎、葡萄膜炎等病之热毒极盛而体实者。便秘者固然相宜，无便秘者亦可用之，使热毒下撤，即所谓“釜底抽薪”，然而得便泻即止，久服戕伐正气。使用时应向病人解释，以得到病人及家属的配合。

2. 清热泻火　大黄熟用泻下作用较缓，而长于泻火解毒，广泛用于目病之火热证。制大黄与龙胆、栀子、天花粉同用，治风轮火热证，常用于治疗角膜深层炎症；制大黄与石膏、知母、桑白皮同用，治气轮火热证，常用于深层巩膜炎；制大黄与黄连、黄芩同用，治血轮火热证，常用于两眦部红肿刺痛；制大黄与金银花、连翘、蒲公英、紫花地丁、野菊花同用，治肉轮热毒证，常用于眼睑脓肿、眼眶蜂窝组织炎等病之红肿热痛甚者；制大黄与当归、赤芍、红花、茺蔚子、紫草同用，治血热瘀结之目病，常用于结膜睫状高度充血，色紫红者；制大黄与生蒲黄、生地黄、白芍、侧柏炭同用，治血热妄行之目病，常用于视网膜大量出血之初；制大黄与茯苓、泽泻、车前子同用，治火壅水阻之目病，常用于急性闭角型青光眼急性发作；制大黄与茵陈、栀子、滑石同用，治湿热瘀结之目病，常用于春季结膜炎，症见睑结膜乳头累累，球结膜呈污黄色调，充血显著者。

3. 活血祛瘀　大黄入血，善行瘀滞。制大黄与三棱、莪术、茯苓、胆南星、牡蛎等药同用，化瘀破积，祛痰软坚，常用于重症玻璃体积血久不吸收，属于痰瘀互结者；制大黄与血竭、乳香、没药、苏木、红花等药同用，活血散瘀，消肿止痛，常用于外伤血瘀肿胀疼痛，或内外眼出血者。化瘀以酒制大黄为佳。

半夏　味大辛、微苦，气温。可升可降，阳中阴也。有毒。其质滑润，其性燥湿降痰，入脾、胃、胆经。生嚼戟喉，制用生姜。下肺气，开胃健脾，消痰饮痞满，止咳嗽上气、心痛胁痛，除呕吐反胃、霍乱转筋、头眩腹胀、不眠气结、痰核肿突，去痰厥头痛，散风闭喉喑，治脾湿泄泻、遗精带浊，消痈疽肿毒，杀蜈蚣、蜂、虿虫毒。性能堕胎，孕妇虽忌，然胃不和而呕吐不止，加姜汁微炒，但用无妨。若消渴烦热，及阴虚血证，最忌勿加。李时珍曰：半夏能主[①]痰饮及腹胀者，为其体滑味辛而性温也。滑则能润，辛温能散亦能润，故行湿而通大便，利窍而泄小便，所谓辛走气，能化液，辛以润之是矣。丹溪曰：二陈汤能使大便润而小便长。成聊摄云：半夏辛而散，行水而润肾燥。又《局方》用半硫丸治老人虚秘，皆取其滑润也。世俗皆以半夏、南星为性燥，误矣。湿去则土燥，痰涎不生，非二物之性燥也。古方治咽痛喉痹，吐血下血，多用二物，非禁剂也。二物亦能散血，故破伤打损[②]皆主之。

【补述】半夏为天南星科多年生草本植物半夏的干燥块茎，味辛，性温，有毒，归脾、胃、肺经，属温化寒痰药。眼科临床应用有二：

① 主：底本作“去”，据《本草正》及《本草纲目》改。
② 损：《本草正》作“扑”。

1. 燥湿化痰　半夏为治疗目病痰证之要药。目病痰证有无形之痰与有形之痰之分。无形之痰，多为致病之因，某些眼病的特定症状及眼科怪病、顽症常责之无形之痰作祟；有形之痰，为眼部水液代谢障碍而形成的病理产物，通过眼部检查可见类痰物。半夏与羌活、防风、白附子、秦艽等药相配，或半夏与天麻、钩藤、胆南星、全蝎等药相配，用于治疗外风夹痰或内风夹痰之麻痹性斜视，此乃半夏治目病无形之痰。半夏与橘皮、茯苓、白僵蚕、天花粉等药相配，用于治疗痰阻胞睑之睑板腺囊肿；半夏与象贝母、黄连相配，用于痰热互结之角膜后壁沉着物；半夏与牡蛎、昆布、海藻相配，用于痰湿互结或痰瘀互结之视网膜渗出斑块、玻璃体混浊，凡此三者，乃半夏治目病有形之痰。

2. 降逆止呕　半夏味辛能散逆气，且能和胃降逆而止呕，眼科临床常与黄连为伍，以奏辛开苦降之效，多用于治疗青光眼、视疲劳等病因肝热犯胃而伴恶心呕吐者。半夏也偶与吴茱萸、陈皮、生姜等为伍，用于治疗急性闭角型青光眼因肝经寒浊之邪上逆而呕吐者。

南星　味苦、辛，气温。可升可降，阳中阴也。性烈有毒，姜汁制用。善行脾肺，坠中风实痰，利胸膈，下气，攻坚积，治惊痫，散血堕胎。水磨箍蛇虫咬毒，醋调散肿。破伤风，金疮折伤瘀血，宜捣敷之。功同半夏，酌用可也。

【补述】南星（天南星）为天南星科多年生草本植物天南星（一把伞南星）、异叶天南星或东北天南星的干燥块茎，味苦、辛，性温，有毒，归肺、肝、脾经，属温化寒痰药。眼科临床应用有二：

1. 祛风止痉　天南星之功，以祛风痰为著，《本草求真》谓其“专走经络”，眼科用于治疗麻痹性斜视及面神经麻痹等病属外风夹痰者，与羌活、防风、秦艽、白附子等药相伍。临床用制南星。

2. 散结消肿　天南星味辛能散，生品外用，善治眼睑肿块结节。《审视瑶函》敷药方，治疗睑腺炎初起，用生南星末和生地黄捣烂为膏，贴患侧太阳穴。《简明眼科》治眼圈边生包方，用生南星与好醋或细茶泡水磨浓汁，抹擦患处，此方可用于睑板腺囊肿极小者。

另有胆南星，为制天南星的细末与牛、羊或猪胆汁拌制，或生天南星细粉与牛、羊或猪胆汁经发酵而成的加工品，眼科临床使用较多。胆南星味苦、微辛，性凉，归肺、肝、胆经，善清火化痰，息风止痉。胆南星与天麻、钩藤、白僵蚕、全蝎等药相伍，用于治疗麻痹性斜视或面神经麻痹属内风夹痰者；胆南星与制大黄、三棱、莪术等相合，用于治疗玻璃体积血重症属痰瘀互结者；胆南星与白芥子、制半夏、乌梢蛇、䗪虫等药同用，用于眶上神经痛属顽痰阻于经络者。

水石草部

菖蒲　味辛、微苦，性温。散风寒湿痹，除烦闷咳逆上气，止心腹痛、霍乱转筋、癫痫客忤，开心气胃气，行滞气，通九窍，益心智，明耳目，去头风泪下，出声音，温肠胃，暖丈夫水脏、妇人血海，禁止小便，辟邪逐鬼，及中恶卒死，杀虫，疗恶疮瘙疥。欲散痈毒，宜捣汁服，用渣贴之；若治耳痛，宜作末炒热，绢裹罯之。亦解巴豆、大戟等毒。

【补述】菖蒲（石菖蒲）为天南星科多年生草本植物石菖蒲的干燥根茎，味辛、苦，性温，归心、胃经，属开窍药。眼科临床应用有二：

1. 开窍明目　五脏六腑之精气皆上注于目，而产生视觉，然脏腑精气之上承，须赖目之脉道、孔窍之输送，若邪热、痰浊、瘀滞等阻于孔窍，则目失其养，而诸病生焉。石菖蒲辛香走散，豁痰行气，善开目窍之闭塞。《眼科阐微》开窍引（石菖蒲、菊花、枸杞子、谷精草）治疗青盲昏暗内障，即以石菖蒲为君，配以清肝补肝明目之品，临床可用于治疗肝经郁热型急性球后视神经炎，常与丹栀逍遥散合方使用，共奏通利眼部玄府之功效。

2. 芳香化湿　在眼科临床上，石菖蒲常与黄连、厚朴、黄芩、滑石、栀子、连翘、茵陈、藿香等药相配，治疗目病之湿热证，可用于角膜炎、葡萄膜炎、中心性浆液性脉络膜视网膜病变、视神经炎等病病程缠绵，属湿热胶黏者，如伴胸闷纳少、舌红苔黄腻者，则尤为适宜。

古代文献称菖蒲“一寸九节者良”，故本品亦名九节菖蒲，而现今所用之九节菖蒲，为毛茛科植物阿尔泰银莲花的根茎，不能与石菖蒲相混淆。

泽泻 味甘、淡、微咸，气微寒。气味颇厚，沉而降，阴也，阴中微阳。入足太阳、少阳。其功长于渗水去湿，故能行痰饮，止呕吐泻痢，通淋沥白浊，大利小便，泻伏火，收阴汗，止尿血，疗难产疝痛、脚气肿胀，引药下行。经云：除湿止渴圣药，通淋利水仙丹。第其性降而利，善耗真阴，久服能损目痿阳。若湿热壅闭而目不明者，此以去湿，故亦能明目。

【补述】泽泻为泽泻科多年生沼生植物东方泽泻或泽泻的干燥块茎，味甘、淡，性寒，归肾、膀胱经，属利水渗湿药。眼科临床应用有二：

1. 利水明目　泽泻甘淡，其功长于行水，《药品化义》誉其“为利水第一良品”。在《伤寒论》五苓散（泽泻、茯苓、猪苓、白术、桂枝）中，泽泻为君药，辅以猪苓、茯苓，增强利水之力，眼科用于水液潴留诸病，使水去邪除而目明。临床上，常用五苓散治疗中心性浆液性脉络膜视网膜病变的早期，黄斑部盘状神经上皮浆液性脱离积液多者，以及黄斑水肿、视网膜下积液等症，亦用于开角型青光眼，由于眼内真气怫郁，神水输布障碍而壅滞为患，致眼压增高者。

2. 清热除湿　泽泻性寒，具清热之功，故为治疗目病湿热证所常用。泽泻与苍术、黄柏、滑石等药相配，常用于治疗睑缘及眼睑皮肤糜烂、渗出胶黏、痛痒并作者；泽泻与龙胆、栀子、黄芩等药相配，常用于角膜炎、葡萄膜炎等病属肝经湿热者；泽泻还常与熟地黄同用，为六味地黄丸中“三补三泻”的一对，熟地黄补肾益精以滋真阴，泽泻清热利水以泄相火，二者相伍，常用于治疗肝肾阴虚火旺之眼底病变。

野荸荠[①] 味甘，性寒。力能毁铜，除极重翳障火眼红筋[②]，实热，实胀满[③]，祛血痢血毒。或冷气，或热嗽勿食。生水田中，似荸荠而小，比大黄豆略大者，一名乌芋。取粉法：不拘多少，去皮取肉，捣烂，将汁细绢托贮，滤挤自然汁，阴干研末。无野者，只用山间黑皮大荸荠，亦可代之[④]。

【补述】野荸荠为莎草科多年生水生草本植物野荸荠的球茎，《本草纲目》载其“黑而小，食之多滓”，现代多用荸荠的栽培品种。荸荠味甘，性寒，归肺、胃经，属清热泻火药。眼科临床应用有二：

1. 清热解毒　荸荠性寒，善泻火，药理研究表明，荸荠中所含荸荠英有抑菌作用。《食物中药与便方》用荸荠汁洗眼，治疗风火赤眼，取鲜荸荠适量，洗净去皮，放入榨汁机榨取汁，每次用50毫升左右，可加入少量精制食盐，用消毒纱布蘸汁洗眼，每日2～3次。《全国中药成药处方集》光明燥眼药（杭州方），用荸荠粉15克、制甘石30克、梅冰片6克，共研细粉，点眦部，治风热上炎、目红肿痛、畏光羞明、迎风流泪等症。

2. 退翳明目　眼科常用荸荠粉作外治。《中医眼科学》荸荠退翳散，用荸荠粉15.5克、硼砂30克、冰片6克、麝香1克，共

---

① 野荸荠：本条摘自《本草求真》“乌芋”条。
② 除……火眼红筋：此九字《本草求真》无。
③ 实热实胀满：此五字《本草求真》作“盖以味甘性寒，则于在胸实热可除，而诸实胀满可消”。
④ 生水田中……亦可代之：此段文字《本草求真》无。

研成极细粉末，点眼眦部，用于角膜薄翳的治疗。荸荠内服亦有清热退翳之功，可和退翳药同用。《百病食疗偏方1100》猪胰荸荠汤，取荸荠250克、猪胰1具、蝉蜕10克、蛇蜕6克，水煎服，可用于治疗流行性角结膜炎的后期，角膜上皮下遗留粗点样混浊者。

荸荠粉炮制方法：取荸荠洗净，除去嫩芽，磨碎，滤取白色浆液，沉淀，去上清液，干燥，研细，过60目筛。

浮萍[①]　辛，寒。发汗胜于麻黄，下水捷于通草，凡风湿[②]内淫，瘫痪不举，在外而肌肤瘙痒，一身暴热，在内而水肿不消，小便不利，用[③]此疏肌通窍。表虚自汗，气虚切禁[④]。烧烟辟蚊[⑤]。用背紫色者。

【补述】浮萍为浮萍科多年生浮水细小草本植物紫萍的干燥全草，味辛，性寒，归肺经，属发散风热药。浮萍功能疏散风热、透疹止痒、利水消肿。《本草纲目》载其能治“目赤翳膜”，《世医得效方》浮萍散治大人、小儿斑疮入目，用羊肝绞汁，调浮萍末服，以清解肝经热毒。现眼科临床上，有人将浮萍用于干燥性角结膜炎的治疗，取其开发肺气，以宣通白睛玄府，使气液输布通达，常与柽柳相须为用。

---

① 浮萍：本条摘自《本草求真》。
② 湿：底本作“热”，据《本草求真》改。
③ 用：底本无此字，据《本草求真》补。
④ 气虚切禁：此四字《本草求真》作“其切禁焉”。
⑤ 烧烟辟蚊：此四字《本草求真》作“烧烟辟蚊亦佳，但气虚切勿近此”。

竹木部

竹沥 味甘，性微凉。阴也，降也。治暴中风痰，失音不语，胸中烦热，止烦闷消渴。丹溪曰：凡风痰虚痰在胸膈，使人癫狂，及痰在经络四肢、皮里膜外者，非此不达不行。

【补述】竹沥为禾本科木质化植物淡竹的新鲜茎秆经火烤后流出的淡黄色澄清液汁，味甘、苦，性寒，归心、肺、肝经，属清化热痰药。竹沥甘寒滑利，善利窍滑痰，《本草衍义》誉为“痰家之圣剂也”。《本经逢原》载“竹沥善透经络，能治筋脉拘挛”，眼科临床可用于治疗内风夹痰之麻痹性斜视，与胆南星、白僵蚕、天麻、钩藤、全蝎等药同用，以增清热化痰、舒筋通络功效。

现代采用安瓿或密封玻璃小瓶包装竹沥，不但可以久藏，而且方便临床使用。

淡竹叶 味甘淡，气平微凉。阴中微阳，气味俱轻。清上气咳逆喘促，消痰涎，解热狂，退虚热烦躁不眠、壮热头痛，止吐血。专凉心经，亦清脾气。却风热，止烦渴，生津液，利小水，解喉痹，并小儿风热惊痫。

【补述】本条淡竹叶为禾本科毛竹属木质化植物淡竹的嫩叶，即竹叶，非指禾本科淡竹叶属多年生草本植物淡竹叶。竹叶味甘、淡，性寒，归心、肺、胃、小肠经，属清热泻火药。眼科临床应用有二：

1. 清热生津　竹叶甘寒，能清胃生津以止渴，常用于治疗目病之热盛津伤而伴口渴者。治疗风热目病常与金银花、连翘、薄荷、蝉蜕等药相配；治疗火热目病常与石膏、知母、天花粉、夏枯草等药为伍。

2. 清心导热　竹叶性寒味淡，既清心火，又能利尿，常在导赤散中应用，一以助生地黄清凉心血，一以协木通清利小肠，多用于血轮两眦红赤痛痒之症，兼见口舌生疮、小便赤涩者尤宜。

淡竹茹　味甘，微凉。治肺痿唾痰，唾血吐血，衄血尿血，胃热呕哕噎膈，妇人血热崩淋胎动，及小儿风热癫痫，痰气喘咳，小水热涩。

【补述】淡竹茹（竹茹）为禾本科木质化植物青秆竹、大头典竹或淡竹的茎秆的干燥中间层，味甘，性微寒，归肺、胃、心、胆经，属清化热痰药。眼科临床应用有三：

1. 清热化痰　竹茹甘寒性润，善清痰热，常与制半夏、浙贝母、夏枯草等药相配，用于治疗视网膜渗出斑、角膜后壁沉着物、前房混浊、玻璃体混浊等症属痰与热结者。眼科临床上，竹茹亦在《六因条辨》黄连温胆汤（黄连、制半夏、竹茹、枳实、陈皮、甘草、茯苓、生姜、大枣）中使用，用于中心性浆液性脉络膜视网膜病变、开角型青光眼等病属痰热上扰者，可兼见头眩而重、食少恶心、失眠、口苦、舌苔黄腻等症。

2. 降逆止呕　竹茹为治疗热性呕逆之要药，眼科常用于治疗急性闭角型青光眼急性发作属于肝火犯胃而头痛呕吐者，与黄连、半夏、瓜蒌皮等辛开苦降之品相配。

3. 外用洗眼　竹茹能清热凉血，用其煎汁洗眼，有消肿退赤之效，常与秦皮、黄柏、栀子等清热解毒药同用。

天竹黄　味甘、辛，性凉。降也，阴中有阳。善开风痰，降热痰，治中风失音，痰滞胸膈烦闷，癫痫。清心火，镇心气，醒脾疏肝，明目，安惊悸。疗小儿风痰急惊客忤，其性和缓，最所宜用。亦治金疮，并[①]内热药毒。

【补述】天竹黄（天竺黄）为禾本科木质化植物青皮竹或华思劳竹（薄竹）等秆内的分泌液干燥后的块状物，味甘，性寒，归心、肝经，属清化热痰药。天竹黄善豁痰开窍，且性寒能清，眼科临床可用于治疗内风夹痰之麻痹性斜视，与胆南星、白僵蚕、全蝎等药相配。天竹黄还有凉心定惊之功，其味甘力缓，亦用于治疗小儿痰热惊风引起的目偏视及青盲内障。

官桂类　味辛、甘，气大热。阳中之阳也。有小毒，必取其味甘者乃可用。桂性热，善于助阳，而尤入血分，四肢有寒疾者，非此不能达。桂枝气轻，故能走表，以其善调营卫，故能治伤寒发邪汗，疗伤风止阴汗。肉桂味重，故能温补命门，坚筋骨，通血脉，治心腹寒气，头痛咳嗽鼻齆，霍乱转筋，腰足脐腹疼痛，一切沉寒痼冷之病。且桂为木中之王，故善平肝木之阴邪，而不知善助肝胆之阳气。惟其味甘，故最补脾土，凡肝邪克土而无火者，用此极妙。与参、附、地黄同用，最降虚火，及治下焦元阳亏乏；与当归、川芎同用，最治妇人产后血瘀，儿枕腹痛，及小儿痘疹虚寒，作痒不起。虽善堕胎、动血，用须防此二证。若下焦虚寒，法当引火归原者，则此为要

① 并：底本作“非”，据《本草正》改。

药，不可误执。

【补述】官桂为桂之异名，《汤液本草》释："予考《本草》有出观、宾、宜、韶、钦诸州者佳，世人以笔书多而懒书之，故只作官也。"《本草纲目》则释为"乃上等供官之桂也"。

桂枝为樟科常绿乔木植物肉桂的干燥嫩枝，味辛、甘，性温，归心、肺、膀胱经，属发散风寒药。眼科临床应用有三：

1. 祛风散寒　眼科可用于风寒目病，《中医眼科六经法要》应用《伤寒论》桂枝汤（桂枝、芍药、甘草、生姜、大枣）治疗太阳伤风，目暴病，白珠红赤，内眦及上部充血重，伴鼻鸣、微恶风、脉浮者。方中桂枝配赤芍为佳，赤芍既能活血退赤，其苦寒之性又可制桂枝之辛温，此乃桂枝汤之变法。

2. 化气利水　桂枝助膀胱气化，在五苓散中与泽泻、茯苓、猪苓同用，能使阳气流动，水湿得行，目病水液潴留之症多用之。临床常将桂枝与炙甘草相配，以温化眼内真气，激发眼内神水的输布，可用于开角型青光眼早期的治疗。

3. 温助阳气　桂枝能温心阳，并能推动血液的运行，可用于心气不足，脉络瘀阻的视网膜中央静脉阻塞，在《伤寒论》炙甘草汤（桂枝、甘草、生姜、人参、生地黄、阿胶、麦冬、麻仁、大枣、酒）中应用。方中桂枝合人参、甘草温补心中阳气，桂枝合阿胶则能化阴滞而为阳和，能使阴阳调和，气血旺盛，脉络流畅，对于兼见面色少华、心慌心悸、心律不齐，或束枝传导阻滞、血压偏低者，尤为适宜。

肉桂为樟科常绿乔木植物肉桂的干燥树皮，味辛、甘，性大热，归肾、脾、心、肝经，属温里药。眼科临床应用有三：

1. 益火明目　肉桂辛热纯阳，温肾阳而补命门之火，《审视瑶函》载"神光原于命门"，故肉桂能补火助阳而增神光。临床上，肉桂可用于中心性浆液性脉络膜视网膜病变、球后视神经炎等病的后期，以及干性黄斑变性、视神经萎缩、视网膜色素变性等病的治疗，常合入滋补肾阴方中，以阴中求阳，亦即无阴则阳无以化生之义。使用肉桂益火明目时，不必要求必须有全身阳虚症状，但阴虚明显而见舌红无苔、潮热盗汗等症者，则忌之。肉桂如与附子相须为用，温阳之功增强，肾气丸、右归丸、右归饮中皆用之。

2. 升发阳气　《张氏医通》治疗陷翳，用肉桂与升麻相配。肉桂益火而鼓动阳气，升麻发散而升阳举陷，二者相伍，使阳气上腾，目之经络中气血流畅，有助于病灶的修复。临床可用于角膜溃疡面清洁，久不愈合而无热象者。

3. 温阳止泪　肉桂可治泪道通畅之迎风冷泪症，《审视瑶函》河间当归汤（白术、白茯苓、干姜、细辛、川芎、白芍、甘草、官桂、陈皮、当归身、人参、生姜、大枣）中用之。泪虽为肝液，但必须得到阳气的温煦和固摄，方能涵于眼内而司润泽之职。若阳气不足，目窍不固，风邪乘虚入侵，激泪而出，则能致迎风而冷泪下，肉桂善补命火，温里散寒，用于斯症尤宜。

丁香　味大辛，气温。纯阳。入肾、胃、肺脏。能发诸香，辟恶去邪，温中快气。治上焦呃逆翻胃、霍乱呕吐，解酒毒，消痃癖奔豚阴寒、心腹胀满冷痛，暖下焦腰膝寒疼，壮阳道，抑阴邪，除胃寒泻痛[①]，杀鬼疰蛊毒、疳蚀诸虫，辟口气，坚齿牙，及妇人七情六[②]郁，小儿吐泻，痘疮胃寒，灰白不发。

① 痛:《本草正》作"痢"。
② 六:《本草正》作"五"。

【补述】丁香为桃金娘科常绿乔木植物丁香的干燥花蕾，味辛，性温，归脾、胃、肺、肾经，属温里药。眼科临床应用有二：

1. 暖胃止呕　丁香辛温芳香，善温中降逆，为治疗胃寒呃逆、呕吐之要药。眼科用于治疗肝经寒浊上逆之急性闭角型青光眼急性发作而伴呕吐者，可与吴茱萸、党参、制半夏、茯苓、生姜等药同用。经验方绿风安（丁香、芦荟、黑丑、磁石）治疗各型青光眼，除利用丁香之降逆止呕作用外，还可防芦荟、黑丑之苦寒及磁石之重坠戕伐胃气。

2. 温肾助阳　丁香亦具益火明目之功效，《目经大成》治疗虚寒暴盲之温经益元散（人参、黄芪、白术、枸杞子、当归、鹿茸、酸枣仁、肉桂、附子、丁香）中，丁香既助肉桂、附子、鹿茸温阳之功，亦增其散寒之力。临床上此方除用于治疗视网膜色素变性、视神经萎缩等病外，还可用于深层巩膜炎日久不愈，充血紫暗，结节隆起不甚，全身伴虚寒症状者。

丁香的花蕾习称公丁香。丁香的成熟果实为母丁香，又名鸡舌香，性味、功效与公丁香相似，气味较淡，功力较逊。

枸杞　味甘、微辛，气温。可升可降，味重而纯，故能补阴；阴中有阳，故能补气。所以滋阴而不使[①]阴衰，助阳而不[②]使阳旺。虽谚云：离家千里，勿食枸杞。不过谓其助阳耳，似亦未必然也。此物微助阳而无动性，故用之以助熟地最妙。其功则明耳目，壮神魂，添精固髓，健骨强筋，善补劳伤，尤止消渴。真阴虚而脐腹疼痛不止者，多用神效。

【补述】枸杞（枸杞子）为茄科灌木或经栽培后而成的大灌

① 使：《本草正》作“致”。
② 不：《本草正》作“能”。

木植物宁夏枸杞的干燥成熟果实，味甘，性平，归肝、肾、肺经，属补阴药。眼科临床应用有二：

1. 补肝益肾　枸杞子长于滋阴生精、养血明目，为治疗肝肾亏虚目病之要药。枸杞子常与菊花同用，菊花乃疏风清肝之品，又兼益肝补阴之功，二者相伍，补中有清，补中有散，清散而不过，滋补而不腻，为治疗眼之内外障所常用。枸杞子、菊花与六味地黄丸合用，即《医级》杞菊地黄丸，善治肝肾阴虚之干涩昏花、视物不明及迎风流泪等症；枸杞子、菊花与生地黄、熟地黄、麦冬、天冬合用，即《银海精微》明目固本丸，用于治疗肝肾阴虚有热的坐起生花症；枸杞子、菊花与巴戟天、肉苁蓉同用，即《审视瑶函》菊睛丸，用于治疗肝肾阳虚的瞻视不明及无时冷泪症。枸杞子、菊花亦为眼科食疗所惯用，多作泡茶饮服，用于视疲劳、慢性结膜炎、眼干燥症及泪道通畅之迎风流泪症。临床上，枸杞子多用于治疗内障眼病，特别是视网膜病变。现代研究表明，枸杞子提取液对视网膜神经细胞有良好的保护作用。

2. 生津止渴　枸杞子滋肾润肺，《本草通玄》载其能治“消渴目昏”，临床用于糖尿病视网膜病变，常与天花粉、知母、生地黄、地骨皮、牡丹皮、丹参等滋阴润燥、凉血活血之品相伍。现代药理研究表明，枸杞子有降血糖作用。

地骨皮　枸杞根也。南者苦味轻，微有甘、辛，北者大苦性劣，入药惟南者为佳。其性辛寒，善入血分、肝肾三焦胆经，退阴虚血热、骨蒸有汗，止吐血衄血，解消渴，疗肺、肾、胞中阴虚伏火。煎汤漱口止齿血。凡不因风寒而热在精髓阴分者最宜。此物凉而不峻，可理虚劳，气轻而辛，故亦清肺。假热勿用。

【补述】地骨皮为茄科落叶灌木植物枸杞或宁夏枸杞的干燥根皮，味甘，性寒，归肺、肝、肾经，属清虚热药。眼科临床应用有三：

1. 滋阴清热　地骨皮甘寒清润，善清肝肾之虚热，为治疗阴虚目病伴骨蒸潮热盗汗所常用。眼科临床上，地骨皮还用于火热目病见阴伤者。《审视瑶函》泻肝汤（地骨皮、玄参、车前子、芒硝、茺蔚子、生大黄、知母）治疗角膜溃疡之穿孔症，用地骨皮合玄参、知母以滋阴液之耗伤。

2. 清肺泻火　地骨皮能降肺中伏火，《审视瑶函》泻肺汤（桑白皮、黄芩、地骨皮、知母、麦冬、桔梗）治疗泡性结膜炎，用地骨皮助桑白皮、黄芩泻肺之力，并可增知母、麦冬养阴之功，共治肺经之燥热。

3. 凉血止血　地骨皮甘寒入血，有清热凉血之功，亦治阴虚火炎，血热妄行之目病，常用于视网膜静脉周围炎、高血压视网膜病变、糖尿病视网膜病变等病视网膜反复出血者，可与牡丹皮、生地黄、女贞子、墨旱莲、知母、黄柏等清热滋阴、凉血止血药相配。

枣仁　味微甘，气平。其色赤，其肉味酸，故名酸枣。其仁居中，故性主收敛而入心。多眠者生用，不眠者炒用。宁心志，止虚汗，解渴去烦，安神养血，益肝补中，收敛魂魄。

【补述】枣仁（酸枣仁）为鼠李科落叶灌木植物酸枣的干燥成熟种子，味甘、酸，性平，归肝、胆、心经，属安神药。眼科临床应用有三：

1. 养心安神　临床常与宁神开窍之远志相配，用于目病而伴心悸失眠者。经云“目者，心使也”，故酸枣仁、远志亦用于一些眼底病变的后期阶段，养心神以运光于目，促进视力的提升。

2. 养血柔肝　酸枣仁甘酸，入肝经，能益肝血，眼科可用于治疗血不养睛而致的目酸痛，不能久视，久视则痛甚之症，常在《医学六要》补肝汤（酸枣仁、木瓜、炙甘草、当归、生地黄、白芍、川芎）中应用，酸枣仁增强白芍、炙甘草、木瓜之酸甘化阴、缓急止痛功效，临床常用于治疗屈光不正及视频终端引起的视疲劳。

3. 收敛固摄　酸枣仁有一定的敛汗作用，眼科用其收敛功效，作止泪之用。《太平圣惠方》治疗肝脏风虚，目视䀮[①]䀮，常多泪出者，用酸枣仁合五味子、蕤仁各等份为散，每服3克，以收泪明目。酸枣仁亦可用于治疗瞳神散大，常与五味子、山茱萸、白芍等药同用。

现代研究证实，生酸枣仁、炒酸枣仁对中枢神经系统均显现镇静、安眠和抗惊厥作用，两者无显著差异，故“多眠者生用，不眠者炒用”之说，缺乏药理支持。

川椒　味辛，性热。有小毒。本纯阳之物，其性下行，阳中有阴也。主温中下气，开通腠理，散肌表寒邪，除脏腑冷痛，去胸腹留饮、停痰、宿食，解郁结，温脾胃，止咳逆呕吐，逐寒湿风痛，疗伤寒温疟、水肿湿疸，除齿痛，暖腰膝，收阴汗，缩小便，温命门，止泄泻、下痢、遗精、脱肛，杀蛔[②]虫、鬼疰、蛊毒、蛇虫诸毒。久服之能通神明，实腠理，和血脉，坚齿牙，生须发，明耳目，调关节，耐寒暑。若中其毒，惟冰[③]

① 䀮（huāng 荒）：目视不明。
② 蛔：《本草正》作“疰”。
③ 冰：《本草正》作“冷”。

水、麻仁浆可以解之。

【补述】川椒（花椒）为芸香科落叶灌木或小乔木植物青椒或花椒的干燥成熟果皮，味辛，性温，归脾、胃、肾经，属温里药。眼科临床应用有二：

1. 益火明目　川椒辛温，乃纯阳之品，《本草纲目》载其“补右肾命门”“入右肾补火”。《世医得效方》吕仙翁方（一名椒黄丸）治内障，用川椒与生、熟地黄相伍，一者温肾益火，一者滋阴助阳，共奏增补神光之效。

2. 止痒止痛　花椒辛热温散，煎汤外洗，有止目痒目痛之效。《审视瑶函》广大重明汤，用花椒与龙胆、细辛、防风、甘草相配，治疗风热并重之痒如虫行症。《食疗妙方》用花椒3克、嫩柳枝20克，煎汤热敷，治疗睑腺炎初期之红肿热痛者。

槐花　味苦，性寒。清心、肺、脾、肝、大肠之火，除五内烦热、心腹热痛，疗眼目赤痛热泪。炒香嚼咽，治失音喉痹。止吐血衄血、肠风下血、妇人崩中漏下，及皮肤风热。凉大肠，杀疳虫，治痈疽疮毒、阴疮湿痒痔漏，解杨梅恶疮、下疳伏毒，大有神效。虚寒无火者忌之。陈者良[①]。

【补述】槐花为豆科落叶乔木植物槐的干燥花及花蕾，味苦，性微寒，归肝、大肠经，属止血药。眼科临床应用有二：

1. 凉血止血　槐花性凉苦降，能清泄血分之热，适用于血热妄行之出血证，尤善治体内下部出血，炒炭用为佳。眼科可用于治疗视网膜新鲜出血，与生地黄、栀子炭、侧柏炭、炒蒲黄等药同用。药理研究表明，槐花有降血压及改善毛细血管脆性的作用，

① 虚寒……陈者良：此十字《本草正》无，系摘自《本草求真》“槐角”条。

故尤适宜于高血压视网膜病变的治疗。

2. 清肝退赤　槐花入肝经，苦能清泄，寒能胜热。《普济方》治眼赤热，即用炒槐花一味治之，专以清肝凉血。《蔬菜食疗与养生》用槐花15克、丝瓜藤30克、紫草18克，水煎服，治疗单纯疱疹病毒性角膜炎角膜浅层病变而结膜睫状充血较重者，以清肝解毒，凉血活血。

枳壳　即枳实之迟收而大者。较之枳实，其气略散，性亦稍缓，功与枳实大类。但枳实性重，多主下行削坚；而此之气轻，故多主上行破气。通利关节，健脾开胃，平肺气，止呕逆、反胃、霍乱、咳嗽，消痰消食，破心腹结气、癥瘕痃癖，开胸胁胀满痰滞，逐水肿水湿泻痢、肠风痔漏、肛门肿痛。因此稍缓，故可用之束胎安胎。炙热可熨痔肿。虚者少用，恐伤元气。

【补述】枳壳为芸香科常绿小乔木植物酸橙及其栽培变种的干燥未成熟果实，味苦、辛、酸，性微寒，归肺、脾、胃、大肠经，属行气药。眼科临床应用有三：

1. 畅达气机　枳壳苦降下行，常与开宣肺气的桔梗相配，一升一降，以使肺气流畅，常用于治疗气轮白睛气血郁滞病变，合入各主病方中。枳壳、桔梗亦常与活血药相配，用于目病血瘀证，调气机以助血行。枳壳与柴胡、香附同用，则加强条达肝气、通利眼部玄府之作用。

2. 调和中气　枳壳有健脾开胃之效，眼科临床常与甘草同用，加入治疗火热目病的苦寒方中，以护胃气。甘草甘平，枳壳苦辛微寒，二者为伍，无温燥助火之弊。在眼科滋阴补肾的明目方中，亦常配以枳壳调理脾胃。《审视瑶函》治疗阴精不足，能远怯近的地芝丸（生地黄、天冬、菊花、枳壳），方中天冬益水之上源，生地黄益水之下源，枳壳则治其中，助阴精水液的输布，盖脾胃为水液转输之枢也。

3. 化湿止痒　《眼科纂要》治疗风弦赤烂之除湿汤（滑石、茯苓、车前子、木通、荆芥、防风、黄连、黄芩、甘草、枳壳、陈皮、连翘），方中枳壳同陈皮合用，行气以化湿，且枳壳能辛散祛风，增强全方止痒功效。

蔓荆子　味苦、辛，气清，性温。升也，阳也。入足太阳、阳明、厥阴经。主散风邪，利七窍，通关节，去诸风头痛脑鸣、头沉昏闷，搜肝风，止目睛内痛泪出，明目坚齿，疗筋骨间寒湿热痹拘挛，亦去寸白虫。

【补述】蔓荆子为马鞭草科落叶小灌木植物单叶蔓荆或落叶灌木植物蔓荆的干燥成熟果实，味辛、苦，性微寒，归肺、膀胱、肝、胃经，属发散风热药。眼科临床应用有二：

1. 除风散邪　蔓荆子味辛质轻，上行而散，善除头面之风。《眼科奇书》四味大发散中，蔓荆子配麻黄、细辛、藁本等辛温之品，助其祛风散寒之功，用于风寒外障目病。《眼科纂要》新制柴连汤（柴胡、黄连、黄芩、赤芍、蔓荆子、栀子、龙胆、木通、甘草、荆芥、防风）中，蔓荆子与清肝祛风之品相配，用于畏风羞明，见风则痛如针刺，或泪水下如滚汤的肝经风热证。蔓荆子煎汤洗眼，亦有祛风之效。《证类本草》引《博济方》神效驱风散，将蔓荆子与解毒收湿的五倍子相配，用于风毒上攻，眼肿痒涩，痛不可忍，或睑眦赤烂者。蔓荆子除风散邪宜生用。

2. 升发清阳　蔓荆子性升浮，入胃经，能升发阳明清气。《兰室秘藏》神效黄芪汤（蔓荆子、陈皮、人参、炙甘草、白芍、黄芪），用蔓荆子一味风药与甘温补气药相配，以治疗中气不足，清气不升而致的两目紧急缩小、羞明畏日、隐涩难开、视物无力、睛痛昏花等症。蔓荆子若与大黄同用，则升降并施，能使热邪下撤，清阳得布，眼部真气复常，宜于治疗热毒郁结黑睛深层的病变，角膜基质炎常用之。因大黄同时具有化瘀功效，故此药对亦用于角膜血染症的治疗，以利于瘀气（指瘀血中的细微物质）的消散，促进角膜透明。蔓荆子用于升发清阳时宜炒用。

女贞子 味苦，性凉。阴也，降也。能养阴气，平阴火，解烦热骨蒸，止虚汗消渴，及淋浊崩漏，便血尿血，阴疮痔漏疼痛。亦清肝火，可以明目止泪。

【补述】女贞子为木犀科常绿灌木或乔木植物女贞的干燥成熟果实，味甘、苦，性凉，归肝、肾经，属补阴药。眼科临床应用有二：

1. 滋阴清热　女贞子甘补苦泄，既能滋补肝肾，又善清虚热。女贞子与墨旱莲同用，即《医方集解》二至丸。墨旱莲亦为滋补肝肾之品，且能凉血止血，故二者相伍，能补能清，常用于阴虚血热之目病，尤宜于治疗视网膜静脉周围炎、糖尿病视网膜病变等病视网膜反复出血者。女贞子与知母、黄柏、菊花、枸杞子、当归、白芍、熟地黄、川芎同用，即《审视瑶函》加味坎离丸，具滋阴降火之功，常用于治疗阴虚火旺之目病。

2. 补肝益肾明目　女贞子味甘而性凉，善补肝肾之阴，故有明目之功。临床常与楮实子相须为用，广泛用于治疗肝肾亏损而偏阴虚的内障眼病。

桑白皮 味甘、微辛、微苦，气寒。气味俱薄，升中有降，阳中有阴。入手太阴肺脏。气寒味辛，故泻肺火，以其味甘，故缓而不峻，止喘嗽唾血，亦解渴消痰，除虚劳客热头痛。水出高原，故清肺亦能利水。去寸白，杀腹脏诸虫。研汁治小儿天吊惊痫客忤，及敷鹅口疮，大效。作线可缝金疮。既泻肺实，又云补气，则未必然。

【补述】 桑白皮为桑科落叶灌木或小乔木植物桑的干燥根皮，味甘，性寒，归肺经，属止咳平喘药。眼科临床应用有二：

1. 泻肺清热　桑白皮性寒降泄，善清肺经之热，为治疗气轮白睛火热证之要药。桑白皮常与黄芩相须为用，清肺之力更专，常用于泡性结膜炎、巩膜炎、急慢性结膜炎、球结膜下出血等病症。桑白皮与龙胆相配，则肺肝同清，常用于角膜基质炎结膜睫状充血重者，泻肺热可减轻肝火之势。

2. 利水消肿　桑白皮肃降肺气，能通调水道，现代研究证实，其有明显的利尿作用。眼科常用于治疗球结膜炎性水肿，与清热解毒药同用，泻肺利水以消肿。桑白皮亦可用于治疗中心性浆液性脉络膜视网膜病变的盘状神经上皮浆液性脱离及眼睑非炎性水肿等症，在《华氏中藏经》五皮散（桑白皮、大腹皮、茯苓皮、陈橘皮、生姜皮）中使用，以增强健脾、理气、利湿药之行水消肿功效。

黄柏　味苦、微辛，气寒。阴中微阳，降也，善降三焦之火。制各以类，但其性多沉，尤专肝肾，故曰足少阴肾本经，足太阳膀胱、厥阴肝之引经也。清胃火呕哕蛔虫，除伏火骨蒸烦热，去肠风热痢下血，逐二便邪火结淋。上可解热渴口疮，喉痹痈疡；下可去足膝湿热，疼痛痿蹶[1]。此其性寒润降，去火

① 蹶：底本作“躄”，据《本草正》改。

最速。

【补述】黄柏为芸香科落叶乔木植物黄皮树的干燥树皮，习称“川黄柏”，味苦，性寒，归肾、膀胱经，属清热燥湿药。眼科临床应用有三：

1. 泻火解毒　黄柏和黄连、黄芩均为苦寒之品，具清火邪、解热毒、消痈肿之功效。黄芩善泻上焦之火，黄连善泻中焦之火，黄柏善泻下焦之火，三者常相须为用，共治目病火热证，根据不同病位，与各主治方剂配合，以增强清泻各主病脏腑的功效。现代药理研究表明，黄柏和黄连、黄芩都具有较广的抗菌谱，对多种革兰阳性菌及革兰阴性菌均有抑制作用，用于眼科感染性疾病有一定的疗效。黄柏外用亦具清热解毒功效。《世医得效方》五行汤，即用黄柏一味，治疗暴赤时行，赤肿作痛。临床可用黄柏20克，捣为粗末，煎汤取汁，趁热熏洗患眼。

2. 清热燥湿　黄柏与苍术同用，即《丹溪心法》二妙散，苦寒与苦温相伍，具有良好的清热燥湿功效，常用于治疗睑缘及眼睑皮肤糜烂，渗出胶黏，痛痒并作。亦用于治疗慢性结膜炎、角膜溃疡、中心性浆液性脉络膜视网膜病变等病属湿热并重者，舌苔黄腻为用药指征之一。

3. 清泄相火　黄柏入足少阴经，能泻肾中伏火，凡肾火偏旺而致水亏阴伤者用之。临床常与知母相伍，宜于阴虚火旺之目病，慢性葡萄膜炎、视网膜静脉周围炎等病反复发作者常用之。黄柏与砂仁、甘草相配，即《御药院方》封髓丹，黄柏以清虚热，砂仁以散浮火，眼科亦用于阴虚火旺之目病，慢性葡萄膜炎多用之，白塞综合征伴口腔溃疡者尤宜。

栀子 味苦，气寒。味厚气薄，气浮味降，阴中有阳。因其气浮，故能清心肺之火，解消渴，除热郁，疗时疾躁烦，心中懊侬，热闷不得眠，热厥头疼，耳目风热赤肿疼痛，霍乱转筋；因其味降，故能泻肝肾膀胱之火，通五淋，治大小肠热秘热结，五种黄疸，三焦郁火，脐下热郁疝气，吐血衄血，血痢血淋，小腹损伤瘀血。若用佐使，治有不同：加茵陈，除湿热疸黄；加豆豉，除心火烦躁；加厚朴、枳实，可除烦满；加生姜、陈皮，可除呕哕；同延胡索，破热滞瘀血腹痛。此外，如面赤酒皶，热毒汤火，疮疡肿痛，皆所宜用。仲景因其气浮而苦，极易动吐，故用为吐药，以去上焦痰滞。丹溪谓其解郁热，行结气。其性屈曲下行，大能降火，从小便泄去，人所不知。实邪实热则宜，非则有损。生泻火，炒黑止血，姜炒止烦呕，内热用仁，表热用皮①。

【补述】栀子为茜草科常绿灌木植物栀子的干燥成熟果实，味苦，性寒，归心、肺、三焦经，属清热泻火药。眼科临床应用有三：

1. 清热泻火　栀子苦寒，气浮味降，行上达下，能清诸经之火，眼科可用于各轮之火热证。施于风轮，与龙胆相配，则增清肝之用；施于血轮，与黄连相配，则增清心之功；施于肉轮，与石膏相配，则增清脾之效；施于气轮，与黄芩相配，则增清肺之能；施于水轮，与知母、黄柏相配，则增清肾之力。眼科临床上，栀子亦常与牡丹皮同用，则泻火凉血之功著，并有清解肝经郁热之效。

2. 清利湿热　栀子与茵陈、大黄同用，即《伤寒论》茵陈蒿汤，眼科用其治疗湿热瘀结之目病。栀子助茵陈利湿之力，增大

① 实邪实热则宜……表热用皮：此段文字《本草正》无，系摘自《本草求真》。

黄泻热之功，常用于治疗春季结膜炎混合型而见痛痒并作、眵多稠黏者。

3. 凉血止血　栀子功能清热凉血，常与蒲黄同用，能清能止能行，共治目病之血热妄行证，多用于内眼出血之初。二者生用，则清热凉血之力强；二者炒用，则涩敛止血之功专。临床可视病情之缓急而选用。

郁李仁　味苦、辛。阴中有阳，性润而降。故能下气消食，利水道，消面目、四肢、大腹水气浮肿，开肠中结气滞气、关隔燥涩、大便不通，破血积食癖。凡妇人、小儿实热结燥者皆可用。

【补述】郁李仁为蔷薇科落叶灌木植物欧李、郁李或长柄扁桃的干燥成熟种子，味辛、苦、甘，性平，归脾、大肠、小肠经，属润下药。眼科临床应用有三：

1. 润肠通便　郁李仁性润通下，眼科临床多用于治疗阴虚火旺之目病而伴大便燥结者，常与生地黄、麦冬、玄参、火麻仁等滋阴增液润肠药相配。

2. 下气散结　《本草新编》载“郁李仁善入肝，以调逆气”。《本草纲目》记宋代钱乙治一哺乳期妇女，因惊恐而致肝胆气逆，目开不能闭合，用郁李仁煎汤加酒饮服而取效。

3. 外用点眼　《本草衍义》将郁李仁去皮，研极烂，加入少量冰片，再研极细，点内外眦角，以清热润燥，止痛止痒，治疗目赤。

密蒙花 味甘，性平、微寒[①]。入肝经，润肝燥，专理目疾，疗青盲，去赤肿多泪，消目中赤脉肤翳，羞明畏日，及小儿疮痘疳气攻目，风热糜烂，云翳遮睛。制用之法，宜蜜、酒拌蒸三次，晒干用。

【补述】密蒙花为马钱科（一作醉鱼草科）落叶灌木植物密蒙花的干燥花蕾和花序，味甘，性微寒，归肝经，属清热泻火药。眼科临床应用有二：

1. 清肝退翳明目 密蒙花味甘，性微寒，入肝经气分、血分，能清肝热，润肝燥，养肝血，为退翳明目之佳品。临床常用于角膜炎的恢复阶段，以促进角膜混浊的吸收，可随证与散风、清热、燥湿、滋阴等药相伍。

2. 消目中赤脉 《开宝本草》最早载密蒙花有“消目中赤脉”之功效，临床习惯将其用于角膜血管翳的治疗，常与菊花、决明子、石决明、当归、赤芍、红花、茺蔚子等药同用。现代有人将密蒙花“消目中赤脉”的功用扩展到对视网膜新生血管的治疗，用于一些反复性出血的眼底病变，有促进出血吸收的作用。研究表明，密蒙花对人脐静脉内皮细胞（HUVEC）的增生有抑制作用。

茯苓 味甘、淡，气平。性降而渗，阳中阴也。有赤、白之分，虽《本草》言赤泻丙丁、白入壬癸，然总不失为泄物，故能利窍去湿。利窍则开心益智，导浊生津；去湿则逐水燥脾，补中健胃。祛惊痫，厚肠脏，治痰之本，助药之降。以其味有微甘，故曰补阳，但补少利多，故多服最能损目，久弱极不相宜。若以人乳拌晒，乳粉既多，补阴亦妙。

① 味甘性平微寒：此六字底本作“味甘平性微寒”，据《本草纲目》改。

【补述】茯苓为多孔菌科真菌茯苓的干燥菌核，味甘、淡，性平，归心、肺、脾、肾经，属利水渗湿药。眼科临床应用有三：

1. 利水渗湿　茯苓之味甘淡，能渗能利，而药性平和，为治疗目病湿证、水证之要药。茯苓与藿香、薏苡仁、大腹皮、车前子等药相配，治目病湿证，用于目病缠绵，或痒，或痛，或胀，或视糊，黄昏至晚间尤重者；茯苓在五苓散中使用，治目病水证，用于眼部水液潴留诸病。此外，茯苓善渗泄水湿，使湿无所聚，痰无由生，其性不燥不寒，亦为目病夹痰之证所常用。

2. 健脾祛湿　茯苓甘则能补，淡则能渗，既可扶正，又可祛邪。眼科临床常在《太平惠民和剂局方》参苓白术散（人参、白术、茯苓、甘草、山药、莲子肉、扁豆、薏苡仁、砂仁、桔梗）中使用，一以助补中益气之功，一以协渗湿燥湿之力。本方可用于治疗中心性浆液性脉络膜视网膜病变黄斑部盘状神经上皮浆液性脱离不易吸收者，亦可用于治疗不适应手术的视网膜脱离而网膜下积液较少者。

3. 宁心安神　常与人参、远志、当归、酸枣仁、石菖蒲等药同用，以补心气、益心血、养心神、开心窍，而增神光，然临床用此功能时，多以茯神易之。

茯苓有白茯苓、赤茯苓之分，白茯苓主健脾渗湿，赤茯苓主清利湿热。

琥珀　味甘、淡，性平。安五脏，清心肺，定魂魄，镇癫痫，杀邪鬼精魅，消瘀血痰涎，解蛊毒，破癥结，通五淋，利小便，明目磨翳，止血生肌，亦合金疮伤损。如色红透者真，以手摩热，拾[①]芥草即灯心者为上品，不制[②]。

① 拾：吸引。
② 如色红透者真……不制：此段文字《本草正》无。

【补述】琥珀为古代松科松属植物的树脂，埋藏地下经年久转化而成的化石样物质，味甘，性平，归心、肝、膀胱经，属安神药。眼科临床应用有二：

1. 活血化瘀　琥珀入血，长于消散瘀血，且性平而不辛温，宜于目病之血热瘀结证，可用于治疗深层巩膜炎、急性葡萄膜炎、角膜溃疡、急性闭角型青光眼等病之睫状重度充血，色紫暗，痛甚者，常配入各主病方中，临床多用汤药冲服琥珀粉，每次1.5～3克。琥珀亦可用于治疗视网膜中央静脉阻塞之血瘀证，常与参三七相配。

2. 外用点眼　琥珀研细水飞，制成粉末点眼，有退翳磨障、散瘀止血、拔毒生肌功效，临床常用于退翳明目。《普济方》琥珀方用琥珀单味，治目中翳。《全国中药成药处方集》八宝眼药（杭州方）用琥珀与牛黄、辰砂、制甘石、梅冰片、当门子、珍珠粉、地栗粉、熊胆、蕤仁霜、硼砂等药相配，用于新、老翳障的治疗。

没药　味苦，气平。能破血散血，消肿止痛。疗金疮杖疮，诸恶疮，痔漏痈肿；破宿血癥瘕，及堕胎产后血气作痛。凡治金刃跌坠，损伤筋骨，心腹血瘀作痛者，并宜研烂热酒调服，则推陈致新，无不可愈。

【补述】没药为橄榄科低矮灌木或乔木植物地丁树（没药树）或哈地丁树的干燥树脂，味辛、苦，性平，归心、肝、脾经，属活血化瘀药。没药善化瘀、消肿、定痛，临床常用于治疗眼挫伤而见胞睑肿胀、皮肤青紫，或成血肿，或伴前房积血者，与制乳香、血竭、制大黄、苏木、红花等破血疗伤之品相配。没药味苦能清，性平不燥，与乳香之辛散温通有别，《神农本草经疏》载其能“散肝经之血热”，故亦宜于治疗目病之血热瘀结证而痛甚者。

《医学入门》赞没药“为疮家奇药也”，即谓其消肿止痛之功，治疗眼睑化脓性感染及急性泪囊炎、眼眶蜂窝组织炎等病未化脓者，常与乳香相须为用，合入清热解毒、消肿溃坚方中。

龙脑即冰片　味微甘，大辛。敷用者，其凉如冰，而气雄力锐，性本非热，阳中有阴也。善散气散血，散火散滞，通窍辟恶，逐心腹邪气，疗喉痹脑痛，鼻息齿痛，伤寒舌出，小儿风痰，邪热急惊，痘疔黑陷。凡气壅不能开达者，咸宜佐使用之。亦通耳窍，散目热，去目中赤肤翳障，逐三虫，消五痔，疗一切恶疮聚毒，下疳痔漏疼痛。亦治妇人气逆难产，研末少许，新汲水服之则下，以热酒服之则能杀人。凡用此者，宜少而暂，多则走散真气，大能损人。用白如冰，作梅花片者良，以杉木炭养之[①]。

【补述】龙脑（冰片）为龙脑香科常绿乔木植物龙脑香树的树脂加工品，或将龙脑香树的枝干、树枝切碎，经蒸馏冷却而得到的结晶，味辛、苦，性凉，归心、肺经，属开窍药。龙脑在眼科用于外治，应用广泛，功能辛凉散热，退赤消肿，止痛止痒，退翳明目。龙脑在眼科外用方中多作佐、使药使用，起辅助、协同君药的作用。《原机启微》龙脑黄连膏，龙脑与黄连相配，治目中赤脉如火，溜热炙人；《太平圣惠方》龙脑散方，龙脑与朴硝相配，治眼生花翳，疼痛泪出赤涩。现代研究表明，龙脑能改善角膜上皮细胞的通透性，从而促进其他药物穿透角膜屏障而进入眼内。现代眼科外用药中，在滴眼剂、凝胶剂、散剂、膏剂中都有龙脑的应用，除作治疗药物外，还用作清凉剂辅料。

---

① 用白如冰……以杉木炭养之：此十六字《本草正》无，系摘自《本草求真》及《本草纲目》。

龙脑商品除来源于龙脑香的龙脑冰片（梅片）外，还有来源于菊科艾纳香的艾片和人工化学合成的机片，眼科作外用药以龙脑冰片为优。

谷部

神曲 味甘，气平。炒黄入药。善助中焦土脏，健脾暖胃，消食下气，化滞调中，逐痰积，破癥瘕，运化水谷，除霍乱胀满呕吐。其气腐，故能除湿热；其性涩，故又止泻痢。疗女人胎动因滞，治小儿腹坚因积。若妇人产后欲回乳者，炒研酒服二钱，日二即止，甚验。若闪挫腰痛者，淬酒温服最良。孕妇无积，脾阴不足，胃火旺者，勿用①。

【补述】神曲为辣蓼、青蒿、杏仁等药加入面粉或麸皮混合后，经发酵制成的曲剂，味甘、辛，性温，归脾、胃经，属消食药。神曲为发酵之物，其辛可消食化滞，其甘温可健脾和胃，眼科多用于小儿脾虚目病。《审视瑶函》治疗疳积上目之消疳退云饮（神曲、苍术、甘草、枳壳、莱菔子、陈皮、厚朴、柴胡、草决明、桔梗、青皮、黄连、密蒙花、栀子、黄芩、菊花、姜皮、灯心草），方中用神曲与平胃散、枳壳、莱菔子等相配，以奏健脾助运之效。临床上，治疗多发性睑腺炎，亦常用四君子汤加神曲及山楂、当归、白芍等药以健脾益气，消滞和血。神曲还有促进金石药物消化吸收之功能，《原机启微》千金磁朱丸，即用生、熟神曲与磁石、朱砂相配，以生神曲生发脾胃之生气，以熟神曲敛金

① 孕妇无积……勿用：此十四字《本草正》无，系摘自《本草求真》。

石之暴气。

绿豆　味甘，性凉。能清火清痰下气，解烦热，止消渴，安精神，补五脏阴气，去胃火吐逆，及吐血衄血，尿血便血，湿热泻痢肿胀。利小水，疗丹毒风疹、皮肤燥涩、大便秘结，消痈肿痘毒、汤火伤痛，解酒毒、鸩毒、诸药食牛马金石毒，尤解砒霜大毒。或用囊作枕，大能明耳目，并治头风头痛。皮尤凉于绿豆，退翳明目如神。粉扑痘溃极妙[①]。

【补述】绿豆为豆科一年生草本植物绿豆的干燥成熟种子，味甘，性寒，归心、肝、胃经，属清热解毒药。绿豆甘寒，有清热解毒之效。然绿豆乃谷食之品，其功力逊于专用药物，方剂中常作佐使之用。《仁斋直指》道人开障散（绿豆、黄连、生甘草、蛇蜕、蝉蜕），即用绿豆助黄连、生甘草之泻火，以治疗热毒翳障。绿豆还有淡渗利水功能，《眼科病食物疗法》绿豆冬瓜汤，用绿豆300克，煮熟后加入冬瓜1000克，炖至冬瓜软而不烂，调入食盐佐餐食用，用于开角型青光眼眼压得到控制，但不稳定者。

绿豆皮（绿豆衣）为绿豆的种皮，清热解毒之功胜于绿豆，更能退翳明目，传统用于治疗小儿痘疹伤眼，黑睛生翳。《银海精微》通神散，即用绿豆皮配菊花、谷精草、石决明清解肝经热毒而退翳。《食疗妙方》用绿豆皮、霜桑叶各10克，煎汤代茶频饮，用于治疗浅层点状角膜炎之风热较轻者。

黑大豆[②]　惟黑豆属水，性寒，专入肾，治水消肿下气，制风热，活血解毒，泽肌补骨，止渴生津。身面浮肿，水痢不

① 皮尤凉于绿豆……极妙：此十八字《本草正》无，系摘自《本草求真》。
② 黑大豆：本条摘自《本草求真》。

止，痘疮湿烂[1]；头项强痛，卒中失音[2]；脚气攻心，胸胁卒痛[3]；热毒攻眼，乳岩发热[4]；便血赤痢，折伤堕坠[5]；风瘫疮疥，丹毒蛇蛊[6]。同甘草解百药毒。生平炒热煮寒，作豉冷，生黄卷平，牛食温，马食冷[7]。

【补述】黑大豆为豆科一年生草本植物大豆的黑色干燥成熟种子，味甘，性平，归脾、肾经，属利水渗湿药。黑大豆功能利水活血，祛风解毒，健脾益肾，现代眼科多用于食疗，取其补益营养之功。《眼病食疗》将单味黑大豆用于老视（老花眼）的保健，每晨取豆50粒，煮熟饮汤食豆，用以补脾肾，抗衰老，延缓老视的发生和发展。《眼科病食物疗法》枸杞首乌黑豆汤，用黑大豆50克、枸杞子20克、何首乌10克同煮，饮汤食豆，用于年龄相关性白内障初期，以养肝滋肾，补血填精。《眼病食疗》用黑豆粉与胡桃仁泥各一匙，牛奶、蜂蜜冲服，用于屈光不正或视频终端引起的视疲劳，属肝肾亏虚者尤宜。

黄大豆[8]　味性虽甘温，入脾、胃，生平炒热[9]。误食毒物及菌毒，生汁服之。痘后余毒，发痛生疮，炒黑，青油调敷。豆油涂诸疮疥。藁烧灰，点恶痣、恶肉。

【补述】黄大豆为豆科一年生草本植物大豆的种皮黄色的干燥成熟种子，味甘，性平，归脾、胃、大肠经，属消食药。黄大豆

① 身面浮肿……痘疮湿烂：此十二字《本草求真》作“身面浮肿，水痢不止，痘疮湿烂，得此则消”。
② 头项……失音：此八字《本草求真》作“头项强痛，卒中失音，得此则除”。
③ 脚气……卒痛：此八字《本草求真》作“脚气攻心，胸胁卒痛，单服此味则效”。
④ 热毒……发热：此八字《本草求真》作“热毒攻眼，乳岩发热，得此则愈”。
⑤ 便血……堕坠：此八字《本草求真》作“便血赤痢，折伤堕坠，得此则良”。
⑥ 风瘫……蛇蛊：此八字《本草求真》作“风瘫疮疥，丹毒蛇蛊，得此则化”。
⑦ 生平炒热煮寒……马食冷：《本草求真》作“大豆生平，炒食极热，煮食甚寒，作豉极冷，造酱及生黄卷则平，牛食之温，马食之冷”。
⑧ 黄大豆：本条摘自《本草求真》。
⑨ 生平炒热：《本草求真》作“大豆生平，炒熟极热”。

功能健脾消积，利水，解毒。现代眼科多用于食疗，亦取其补益营养之功。《中国药汤谱》鸽豆汤，用黄豆30克与肉鸽1只同炖服食，可用于年龄相关性白内障初期，以补肾健脾，益气明目。

蕤仁[①] 性味甘[②]，专入肝。治邪热，眼科药也。凡眼多因热[③]乘肝，以致血虚而目不得明，故病必见上下眼胞风肿弦烂，左右眦热障胬肉流泪[④]。得此温能散风，寒能胜热，甘能补血，俾火退泪止[⑤]，而目疾瘳矣。赤筋在翳膜[⑥]者，得此则宜。去壳取仁，以绵纸包好，压去油，只宜缓缓换纸，再包再压，以油净似霜则止，二两去油，只有四分[⑦]。

【补述】蕤仁为蔷薇科灌木植物蕤核或齿叶扁核木的干燥成熟果核，味甘，性微寒，归肝经，属外用药。蕤仁甘寒，《原机启微》载其“除暴热”，眼科外用，有退赤消肿、止痛止痒、退翳明目之效。《原机启微》蕤仁春雪膏，用蕤仁霜12克、冰片1.5克，共研细末，用生白蜜4克，再研和匀，点内外眦部，治眼红赤羞明、眊瞬痒痛、沙涩等症。《普济方》蕤仁煎，用蕤仁、秦皮、黄柏、青竹茹各30克，栀子仁15克，煎汤取液洗眼，治热毒攻注，目肿赤痛。该方临床可用于治疗急慢性结膜炎、睑缘炎等病热邪偏重者。蕤仁除外用外，内服还能养肝明目，常入丸、散剂中使用。

蕤仁经去油炮制后为蕤仁霜，作眼科外用药最佳。现行蕤仁

---

① 蕤仁：本条摘自《本草求真》“蕤核”条。
② 性味甘：此三字《本草求真》无。《本草纲目》作“气味甘温，无毒。《别录》曰：微寒”。
③ 热：《本草求真》作“风热”。
④ 肉流泪：此三字《本草求真》无。
⑤ 止：底本无此字，据《本草求真》补。
⑥ 翳膜：《本草求真》作“翳膜外”。
⑦ 去壳取仁……只有四分：此段文字《本草求真》无。

霜炮制法为：将蕤仁去壳，取净肉，研成粗粉，用吸油纸包好，置压榨机内去油，每隔1天换纸1次，换纸时须将蕤仁肉研成粉后，再压榨。如此反复压榨数次，几至油尽，手捏松散成粉时，取出研细，贮干燥容器内密闭，备用。

果　部

芡实　味甘，气平。入脾、肾两脏。能健脾养阴止渴，治腰膝疼痛，强志益神，聪明耳目，补肾固精，治小便不禁、遗精、白浊、带下，延年耐老。或散丸，或煮食，皆妙。但其性缓，难收奇效。

【补述】芡实为睡莲科一年生大型水生草本植物芡的干燥成熟种仁，味甘、涩，性平，归脾、肾经，属收涩药。眼科临床应用有二：

1. 益精明目　眼之五轮中，唯水轮瞳神能视物。水轮为肾所主，肾藏精，精乃构成瞳神之基本物质。然精有先天、后天之分，先天之精源于肾，后天之精源于脾，芡实能固肾补脾，故能益精而明目。《眼科阐微》杞实粥，用芡实配枸杞和粳米，增强补肾填精、养胃健脾功效，以治老年目昏，临床可用于年龄相关性白内障初期，年龄相关性黄斑变性早期，并可用于一些眼底病的恢复期及一些慢性眼病的辅助治疗。

2. 收敛止泪　芡实性涩，能收能敛，善止脾虚腹泻、肾虚遗精，故亦能止窍虚泪出。《中华古今药膳荟萃》用芡实、党参、黄芪各 20 克，猪肾 1 具，煨汤服食。本方补肾益气，固窍敛泪，用于治疗迎风流泪症，以泪道通畅，年老体虚者尤为适宜。

木瓜 味酸，气温。用此者，用其酸敛，酸能走筋，敛能固脱。入脾、肺、肝、肾四经，亦善和胃。得木味之正，故尤[①]专入肝，益筋走血，疗腰膝无力，脚气引经所不可缺。气滞能和，气脱能[②]固。以能平胃，故除呕逆霍乱转筋，降痰去湿行水。以其酸收，故可敛肺禁痢，止烦满，止渴。

【补述】木瓜为蔷薇科落叶灌木植物贴梗海棠（皱皮木瓜）的干燥近成熟果实，味酸，性温，归肝、脾经，属祛风湿药。木瓜味酸入肝而舒筋，性温气香而活络，能解眼部筋脉之拘挛，临床常用于治疗麻痹性斜视、眼轮匝肌痉挛及面神经瘫痪等症。木瓜与苦辛微寒之秦艽相配，能祛风舒筋，病因于外风中络者宜之。木瓜与养血滋阴之白芍相配，能敛肝柔肝，病因于肝阳动风者宜之。

本条木瓜为蔷薇科植物皱皮木瓜的果实，又名宣木瓜。另有番木瓜，为番木瓜科植物番木瓜的果实，属热带水果，主要供食用。

青皮 味苦、辛、微酸。味厚，沉也，阴中之阳。苦能去滞，酸能入肝，又入少阳三焦、胆腑。削坚癖，除胁痛，解郁怒，劫疝疏肝，破滞气，宽胸消食。老弱虚羸，戒之勿用。

【补述】青皮为芸香科常绿小乔木或灌木植物橘及其栽培变种的干燥幼果或未成熟果实的果皮，味苦、辛，性温，归肝、胆、胃经，属行气药。眼科临床应用有三：

1. 疏肝破气 青皮辛散温通，苦泄下行，善疏理肝气之郁滞。

① 尤：底本作“凡”，据《本草正》改。
② 能：底本作“肺”，据《本草正》改。

《审视瑶函》柴胡参术汤（人参、白术、熟地黄、白芍、甘草、川芎、当归、青皮、柴胡），治怒伤元阴元阳之暴盲症，用青皮助柴胡疏肝解郁，通利玄府，以使气血上承于目。

2. 导滞散结　青皮乃破气之峻药，与活血药相配，能助其化瘀之力；与化痰药相伍，能助其散结之功。临床上可用于治疗眼底出血之血瘀证及眼睑睑板腺囊肿、眼眶炎性假瘤等症，合入主病方中。

3. 止痛止痒　青皮具有辛散温通之性，外用洗眼有止痛、止痒、消肿之效。《审视瑶函》洗眼青皮汤（青皮、蕤仁、桑白皮、玄参、大黄、栀子仁、青盐、竹叶），用青皮与大队清热泻火之药相配，治疗白睛肿胀，赤碜痛痒。

乌梅　味酸、涩，性温、平。下气，除烦热，止消渴、吐逆、反胃、霍乱，治虚劳骨蒸，解酒毒，敛肺痈肺痿、咳嗽喘急，消痈疽疮毒、喉痹乳蛾，涩肠，止冷热泻痢、便血尿血、崩淋带浊、遗精梦泄，杀虫伏蛔，解虫、鱼、马汗、硫黄毒。和紫苏煎汤，解伤寒时气瘴疟，大能作汗。取肉烧存性，研末，敷金疮恶疮，去腐肉胬肉死肌[①]，一夜立尽，亦奇方也。刺入肉中则拔[②]。

【补述】乌梅为蔷薇科落叶乔木植物梅的干燥近成熟果实，味酸、涩，性平，归肝、脾、肺、大肠经，属收涩药。眼科临床应用有二：

1. 敛肝缓急　乌梅味酸入肝，能约束肝经亢盛之阳气，临床可用于肝肾阴虚，肝阳上亢之目病，症见眼或胀，或痛，或酸，

---

① 肌：底本作“朊”，据《本草正》改。
② 刺入肉中则拔：此六字《本草正》无，系摘自《本草求真》。

或干涩，或筋脉拘挛，可与白芍、甘草、木瓜、石决明、夏枯草等药同用。

2. 生津止渴　乌梅善生津液，止烦渴，能治虚热消渴。《古今医统大全》玉泉丸（麦冬、人参、茯苓、黄芪、乌梅、甘草、天花粉、葛根）用乌梅配滋阴益气之品，可用于治疗糖尿病视网膜病变属气阴两虚者。

山楂　味甘、微酸，气平。其性善于消滞，用此者，用其气轻，故不甚耗真气。善消宿食痰饮吞酸，去瘀血疼痛，行结滞，驱膨胀，润肠胃，去积块，亦驱颓疝。仍可健脾，小儿最宜，亦发疮疥[①]。妇人产后儿枕痛，恶露不尽者，煎汁入砂糖服之，立效。煮汁洗漆疮亦佳。肠滑者少用之。

【补述】山楂为蔷薇科落叶乔木植物山里红或山楂的干燥成熟果实，味酸、甘，性微温，归脾、胃、肝经，属消食药。山楂能入血分，具活血散瘀之功，善治妇人产后瘀阻腹痛、恶露不尽，眼科常用此治疗目病之血瘀证。《眼病食疗》用生山楂、生藕节各15克，水煎服，用于治疗视网膜出血病程较长、出血病灶基本稳定者。现代研究证明，山楂有较持久的降血压作用，并能降血脂，扩张血管，故用于治疗高血压视网膜病变尤为适宜。

甜瓜蒂一名苦丁香　味苦，性寒。有毒。阴中有阳，能升能降。其升则吐，善涌湿热顽痰积饮，去风热头痛，癫痫喉痹，头目眩晕，胸膈胀满，并诸恶毒在上焦者，皆可除之；其降则泻，善逐水湿痰饮，消浮肿水膨，杀蛊毒虫毒，凡积聚在下焦者，皆能下之。盖其性峻而急，不从上出，即从下出也。若治

① 疥：《本草正》作“疹”。

鼻中息肉，不闻香臭，当同麝香、细辛为末，以绵裹塞鼻中，日一换之，当渐消缩。

【补述】瓜蒂为葫芦科一年生匍匐或攀缘草本植物甜瓜的干燥稍带果柄的果蒂，味苦，性寒，有毒，归脾、胃经，属涌吐药。瓜蒂可用于催吐壅塞之痰及未化之食。金代张子和治大人目暴病，则谓之火在上，认为宜用吐法，使火邪从上而泄。《眼科锦囊》白龙散治风眼、疫眼、偏正头痛，用瓜蒂一味吐之，以祛逐结于胸中之毒。现代眼科临床上，瓜蒂催吐法已不使用。瓜蒂外用，为末吹鼻，取出黄水，能引湿热之邪外走。《眼科锦囊》独圣散，即用瓜蒂一味嗃鼻，治湿热头痛，眼赤生星及翳膜。

吴茱萸　味辛、苦，气味俱厚，升少降多。有小毒。能助阳健脾，治胸膈停寒、胀满痞塞，化滞消食，除吞酸呕逆霍乱、心腹蓄冷、中恶绞[①]痛、寒痰逆气，杀诸虫鬼魅邪疰，及下焦肝、肾、膀胱寒疝，阴毒疼痛。止痛泻血痢，厚肠胃，去湿气肠风痔漏、脚气水肿。然其性苦善降，若气陷而元气虚者，当以甘补诸药制而用之。

【补述】吴茱萸为芸香科常绿灌木或小乔木植物吴茱萸、石虎或疏毛吴茱萸的干燥近成熟果实，味辛、苦，性热，有小毒，归肝、脾、胃、肾经，属温里药。眼科临床应用有二：

1. 温肝散寒　吴茱萸辛散苦泄，性热温通，主入肝经。眼科用于肝经寒浊之邪循经上逆，眼内真气怫郁，脉络闭塞，神水阻滞，而致闭角型青光眼急性发作者，症见眼压不能控制，呕吐频繁，食少神疲，四肢不温，舌淡苔白，用吴茱萸与党参、大枣、

---

① 绞：底本作“杀”，据《本草正》改。

生姜、制半夏、陈皮、茯苓、细辛、川芎等药相配，以温中补虚，散寒祛痛，降逆止呕。然目病因肝经火热者居多，肝经虚寒者偶尔见之，临床须细辨。

2. 疏肝下气　吴茱萸有疏肝解郁、和胃降逆之功，其与黄连相配，即《丹溪心法》左金丸，眼科宜于肝郁化火之目病，可用于治疗急性视神经炎、开角型青光眼、视疲劳等症而伴头痛眼胀、恶心呕吐者，以奏辛开苦降之效。用时吴茱萸剂量须小，并常与丹栀逍遥散及夏枯草、香附子、青葙子、决明子等清肝理气之品同用。

龙眼[①]　气味甘温。补气血，益脾长志[②]，养心血。劳伤健忘怔忡惊悸，肠风下血[③]。中满肠滑泄痢为大忌耳。壳烧红过，敷汤火疮[④]。

【补述】龙眼（龙眼肉）为无患子科常绿乔木植物龙眼的假种皮，味甘，性温，归心、脾经，属补血药。龙眼甘温而滋润，为补益心脾之佳品。临床上多在归脾汤中使用，与党参、黄芪、当归、酸枣仁、茯神等药相配，以增强益气补血、健脾养心之力，其有功于目者，一为双补气血，以营养目体；一为补心养神，以运光于目。常用于中心性浆液性脉络膜视网膜病变的恢复阶段，以及球后视神经炎、开角型青光眼、视神经萎缩等病属心脾两虚者。龙眼的补脾益气功能，还可用于治疗脾不统血之目病。高度近视黄斑出血、年龄相关性黄斑变性出血等因于气虚者，亦所常用。龙眼为药食两用之品，目病食疗多用之。《中华食疗大观》用

---

① 龙眼：本条摘自《本草求真》。
② 志：《本草求真》作“智”。
③ 劳伤……肠风下血：《本草求真》作“劳伤健忘怔忡惊悸，肠风下血，俱可用此为治”。
④ 壳烧红过敷汤火疮：此八字《本草求真》无。

龙眼肉1枚，取枸杞子7粒嵌入其内，每次用7枚龙眼肉，隔水蒸熟服，每日1次。此方填精补血明目，用于年龄相关性白内障初期，亦可用于年龄相关性黄斑变性早期。

大枣①　气味甘温。补脾胃，通经络，利九窍，除风寒发散②，滋土平肾③。多食损齿，气实④中满忌用。

【补述】大枣为鼠李科落叶灌木或小乔木植物枣的干燥成熟果实，味甘，性温，归脾、胃、心经，属补气药。眼科临床应用有二：

1. 补气养血　大枣甘能补中，温能益气，甘温能补脾胃而生气生血。然大枣终究为果食之品，补益之效逊于专用药物，配方中多作佐使，辅助参、芪、归、地等药的补气养血功效，用于中气下陷、气血不足、心脾两亏等目病。临床上，大枣常与和胃调中之生姜同用，二者相伍，能调补脾胃，增加食欲，促进药物吸收，提高滋补效能，故《本草汇言》谓大枣“配合生姜主发脾胃升达之气”。

2. 外用点眼　大枣味甘而润，外用亦有调和药性、缓解疼痛、润燥生肌之效，眼科常用于制作膏剂。《普济方》枣连膏，用大枣与黄连、白矾、乳香、甘草共煎汤熬膏点眼，治赤眼日夜疼痛不可忍。

---

① 大枣：本条摘自《本草求真》。
② 除风寒发散：此五字《本草求真》作“且于补药中风寒发散”。
③ 滋土平肾：此四字《本草求真》作“仲景治奔豚，用大枣滋土以平肾”。
④ 实：底本作“寒”，据《本草求真》改。

菜　部

山药　味微甘而淡，性微涩。所以能健脾补虚，涩精固肾，治诸虚百损，疗五劳七伤。第其气轻性缓，非堪专任，故补脾肺必主参、术，补肾水必君茱[①]、地，涩带浊须破故[②]同研，固遗泄[③]仗菟丝相济。诸凡固本丸药，亦宜捣末为糊。总之，性味[④]柔弱，但可用为佐使。

【补述】山药为薯蓣科缠绕草质藤本植物薯蓣的干燥根茎，味甘，性平，归脾、肺、肾经，属补气药。眼科临床应用有三：

1. 健脾补中　山药味甘入脾，性平不燥，既补脾气，又益脾阴，为治疗脾虚目病所常用，多与人参、黄芪、白术相伍，以助其力。临床上山药亦常与茯苓、扁豆同用，以健脾渗湿，具补益而不腻、化湿而不燥之功，常用于治疗脾虚夹湿之目病，伴食少便溏者尤宜。

2. 益肾固精　山药能补肾气，兼能滋养肾阴，常与熟地黄、山茱萸、枸杞子相配，用于治疗肝肾阴虚之目病。

3. 止渴降糖　山药补气养阴而止渴，能治消渴之症。现代药理研究表明，将山药水煎剂给小鼠连续灌胃，可以降低正常小鼠

① 茱：山茱萸。
② 破故：破故纸，即补骨脂。
③ 泄：《本草正》作“精”。
④ 味：底本无此字，据《本草正》补。

的血糖，对四氧嘧啶引起的小鼠糖尿病有预防及治疗作用。临床上山药常与黄芪、葛根、知母、天花粉、牡丹皮、丹参、生地黄等药同用，治疗糖尿病视网膜病变属气阴两虚者。

干姜 味辛、微苦，性温热。生者能散寒发汗，熟者能温中调脾。善通神明，去秽恶，通四肢关窍，开五脏六腑，消痰下气，除转筋霍乱，逐风湿冷痹、阴寒诸毒、寒痞胀满、腰腹疼痛、扑损瘀血、夜多小便。孙真人曰：呕家圣药是生姜。故凡脾寒呕吐，宜兼温散者，当以生姜煨熟用之。若下元虚冷而为腹疼泻痢，专以[①]温补者，当以干姜炒黄用。若产后虚热虚火盛，唾血痢[②]血者，炒焦用。炒至黑炭，已失性[③]，有用以止血者，用其黑涩之性已耳。若阴盛[④]隔阳，火不归元，及阳虚不能摄血，而为吐血衄血下血者，但宜炒熟留性用之，最为止血之要药。若阴虚内热多汗者，皆忌用姜。

【补述】干姜为姜科多年生草本植物姜的干燥根茎，味辛，性热，归脾、胃、肾、心、肺经，属温里药。眼科临床应用有二：

1. 益火明目　干姜辛热入心经，《珍珠囊》载其“通心助阳”，即本条所言“善通神明”。《审视瑶函》曰：夫神光原于命门，通于胆，发于心，皆火之用事。人体生理之火，即谧藏于脏腑内之阳气，故神光乃体内阳气升腾所生。临床上，干姜常与炙甘草同用，辛甘相伍，益心中阳气，而发越神光。《中医眼科备读》益火明目汤（肉桂、干姜、炙甘草、党参、黄芪、当归、茯神、熟地黄、柴胡、远志）中，干姜、甘草与肉桂、柴胡相配，壮命门与

---

① 以:《本草正》作“宜”。
② 痢：底本作“瘀”，据《本草正》改。
③ 已失性：此三字《本草正》作“已失姜性矣”。
④ 盛：底本作“虚”，据《本草正》改。

君主之火，并升发肝胆之气，以益神光之源、疏神光之道，可用于中心性浆液性脉络膜视网膜病变、视神经炎等病的恢复阶段，有益于视力的提高。

2. 解痛止痒　干姜辛散温通，外用能散邪活络，而有解痛止痒之效。《普济方》姜连散，用干姜与黄连各等份，共为粗末，布包，以沸汤泡，趁热洗眼，治目暴赤。此方常用于治疗急慢性结膜炎、春季结膜炎、沙眼、睑缘炎等病红赤痒痛者。

葱　味辛，性温。善散风寒邪气，通关节，开腠理，主伤寒寒热，天行时疾，头痛筋骨酸疼；行滞气，除霍乱转筋，奔豚脚气，阴邪寒毒，阳气脱陷，心腹疼痛，及虫积气积，饮食毒百药毒；利大小便；下痢下血[①]；小儿盘肠内钓[②]，妇人溺血，通乳汁，散乳痈，消痈疽肿毒。捣罨伤寒结胸，及金疮折伤血瘀血出，疼痛不止。涂猘犬伤，亦制蚯蚓毒。

【补述】葱的茎、叶、须、花皆可入药，临床常用葱白。葱白为百合科多年生草本植物葱的鳞茎，味辛，性温，归肺、胃经，属发散风寒药。葱白辛温，除发汗作用外，还能通气，《本草纲目》载葱“所治之症，多属太阴、阳明，皆取其发散通气之功”。气为血帅，气通则血行，故葱白亦有活血之效。《医林改错》通窍活血汤（麝香、桃仁、红花、川芎、赤芍、老葱、生姜、大枣、黄酒），用葱协同麝香之开窍活血功能，眼科借此通利眼部玄府，解目系气血之郁闭，疏眼内神光之通道。

① 下痢下血：此四字《本草纲目》作“治阳明下痢下血”。
② 小儿盘肠内钓：此六字《本草纲目》作“止大人阳脱，阴毒腹痛，小儿盘肠内钓”。

金石部

轻粉　味微辛，性温燥。有大毒。升也，阳也。治痰涎积聚，消水肿膨胀，直达病所。尤治瘰疬诸毒疮，去腐肉，生新肉，杀疮癣疥虫，及鼻上酒齄，风疮瘙痒。然轻粉乃水银加盐、矾升炼而成，其以金火之性，燥烈流走，直达骨髓，故善损牙齿。虽善劫痰涎、水湿、疮毒，涎从齿缝而出，邪得劫而暂开，病亦随愈，然用不得法，则金毒窜入经络，留而不出，而伤筋败骨，以致筋挛骨痛，痈疮疳漏，遂成废痼，其害无穷。尝见丹家升炼者，若稍失固济，则虽以铁石为鼎，亦必爆裂[①]，而矧以人之脏腑血气乎！陈文中曰：轻粉下痰而损心气，小儿不可轻用，伤脾败阳，必变他证，初生者尤宜慎之。

【补述】轻粉为水银、白矾（或胆矾）、食盐等用升华法炼制而成的氯化亚汞结晶，味辛，性寒，有毒，归大肠、小肠经，属外用药。轻粉辛寒燥烈，外用能祛风除湿散热，具攻毒祛腐、杀虫止痒之功效，眼科多用于治疗眼睑湿疹、溃疡性睑缘炎及皮肤癣等病，常研末入外用散剂中调涂，或干撒，亦可用0.3克溶入洗眼剂煎汁中洗患处。《全国中药成药处方集》轻黄膏，用轻粉、黄连各等份研末，麻油或凡士林混合制成软膏，涂布患处，治疗眼

① 爆裂：底本作“燥烈”，据《本草正》改。

睑湿疹，有较强的杀菌燥湿作用，且药简而制作方便。

铜青即铜绿　此铜之精华，惟醋制者良，硇制者毒也。味酸涩，性收敛。善治风眼烂弦流泪，合金疮，止血，明目，去肤赤息肉，治恶疮、口鼻疳疮。若治走马牙疳，宜同滑石、杏仁等份为末，擦之立愈。用鲜色，刮铜绿研细末，以黄连煎水，合煎干，水飞过，去石渣，阴干，以滤生蜜调浓，敷碗内，调略干，少稀则流出，将碗覆之，多用陈艾捣绒，烧烟熏之，至焦黑色为度，刮起冷定，加乳汁调匀，饭上蒸过听用。凡遇目疾或疮癣，加周济膏①搽之，神效。二两只飞净七钱②。

【补述】铜绿为铜器表面经二氧化碳或醋酸作用后生成的绿色碱式碳酸铜，味酸、涩，性微寒，有小毒，归肝、胆经，属外用药。铜绿性酸、涩，外用善收湿敛疮，眼科常用于治疗溃疡性睑缘炎、眼睑湿疹等病，研末入散剂中调涂，或干撒，亦可用0.3克溶入洗眼剂煎汁中洗患处。《审视瑶函》洗烂弦风赤眼方，用苦参12克，五倍子、荆芥穗、防风、黄连各9克，铜绿1.5克，共为细末，另以苏薄荷煎汤，用汤水泛为丸，如弹子大，每用1丸，以温开水适量化开洗眼，每日3次，方中铜绿增强全方收烂止痒功效。

本条铜绿的炮制方法较精细，经过黄连水煮、蜜调、艾熏、乳汁调蒸等工艺后，既减轻了铜绿可能引起的不良反应，同时使之具有清热解毒、润燥生肌的功效。

朱砂　味微甘，性寒，有大毒。通禀五行之气，其色属火

① 周济膏：《感应眼科古今药方》中的方剂，由炉甘石、铜绿、蚕沙、青矾、麻油、老姜汁等组成。
② 用鲜色……二两只飞净七钱：此段文字《本草正》无。

也，其液属水也，其体属土也，其气属木也，其入属金也，故能通五脏。其入心可以安神而走血脉，入肺可以降气而走皮毛，入脾可逐痰涎而走肌肉，入肝可行血滞而走筋膜，入肾可逐水邪而走骨髓，或上或下，无处不到。故可以镇心逐痰，祛邪降火，治惊痫，杀虫毒，祛蛊毒鬼魅中恶，及疮疡疥癣之属。但其体重性急，善走善降，变化莫测，用治有余乃其所长，用补不足及长生久视之说，则皆谬妄不可信也。若同参、芪、归、术兼朱砂以治小儿，亦可取效，此必其虚中夹实者乃宜之，否则不可概用。又治诸风头痛，目黄目赤，胬肉翳膜，昏暗不明，牙齿，瘰疬疮疥，鼻渊流涕。此即丹砂也，今人谓辰砂，因出于辰州，故以辰名。凡丹砂以有神色者佳，取镜面[①]、豆砂[②]研细末，水飞，以纸拖去浮尘，一两飞净只有六钱[③]。

【补述】朱砂为硫化物类辰砂族矿物辰砂，主含硫化汞，味甘，性微寒，有毒，归心经，属安神药。眼科临床应用有二：

1. 清心安神　朱砂性凉质重，专入心经，故能降心火，安心神。朱砂与磁石相配，即《原机启微》千金磁朱丸中的两味主药，一者入心，一者入肾，能镇、能清、能益，故在原书除主治“气为怒伤散而不聚之病”外，还用于“心火乘金水衰反制之病”及“阴弱不能配阳之病”，即是应用朱砂清心降火之功。临床上，千金磁朱丸常用于治疗肝阳挟心火上炎之目病，宜于青光眼、高血压眼底改变等病伴头痛头昏、心悸失寐、耳鸣耳聋者。朱砂与黄连、生地黄、当归、炙甘草相配，即《内外伤辨惑论》朱砂安神丸，具镇心安神、泻火养阴之功，善治阴血不足，心火上亢之目病，凡内外眼病干涩刺痛视糊，伴失寐多梦、心烦心悸、舌红者

① 镜面：镜面朱砂。
② 豆砂：豆沙朱砂。
③ 又治诸风头痛……一两飞净只有六钱：此段文字《本草正》无。

可用之。朱砂内服只宜用于丸、散剂，若用作汤剂，传统多拌染相伍之药入煎。眼科临床上，常用朱砂拌染茯神和朱砂拌染灯心草，前者治心经虚火之目病，伴失寐者尤宜；后者治心经实火之目病，伴口舌生疮、溲赤者尤宜。由于朱砂难溶于水，且拌染用量无标准，故有人提倡朱砂入汤药时，每剂用 0.1 ～ 0.5 克，汤汁冲服。

2. 解毒退翳　朱砂外用，可治疮疡肿毒。《丹溪心法附余》紫金锭（雄黄、五倍子、山慈菇、大戟、千金子、朱砂、麝香）中，朱砂配合山慈菇、雄黄等药增强清解热毒功效，眼科常用于治疗睑腺炎、眼睑脓肿、急性泪囊炎等病未化脓者，用白醋或水调敷，以消肿散结。朱砂点眼亦有退翳明目作用，《圣济总录》真珠散用朱砂与珍珠、冰片、琥珀、硇砂相配，共研细末点眼两眦，以治赤脉贯睛及花翳，临床可用于角膜薄翳的治疗。

灵砂　味甘，性温。主五脏百病，养神志，安魂魄，通血脉，明耳目，调和五脏；主上盛下虚，痰涎壅盛，头旋吐逆，霍乱反胃，心腹冷痛；升降阴阳，既济水火，久服通神明；杀精魅恶鬼[①]；小儿惊吐，其效如神。研末，糯米糊为丸，枣汤服，最为镇坠神丹也，或以阴阳水送下尤妙。专入肾[②]，又名神砂，系水银、硫黄二物同水火炼煅而成，后人不明辰砂即属丹砂，混用灵砂入于益元散[③]。

【补述】灵砂为以水银和硫黄作原料，经人工加热升华而制成的硫化汞，味甘，性温，有毒，归心、胃经，属外用药。灵砂外用能攻毒杀虫，提脓燥湿。《目经大成》治疗目疡症之八宝丹，用

① 鬼：《本草纲目》作“鬼气”。
② 肾：《本草求真》作“胃”。
③ 专入肾……混用灵砂入于益元散：此段文字《本草正》无，系摘自《本草求真》。

灵砂、硼砂、海螵蛸、炉甘石各30克，乳香、没药各6克，冰片9克，麝香4.5克，共研细末，用时以菜油调涂患处。方中用灵砂以增强全方清热解毒、收湿敛疮、消肿止痛止痒之效，临床可用于治疗眼睑热性疱疹、带状疱疹、湿疹等病而见眼睑红肿糜烂，渗出黏液较多者。

灵砂所含化学成分主要为硫化汞，含有硫化汞的中药还有朱砂和银朱。朱砂为自然矿物质辰砂，益元散即是用朱砂与滑石、甘草相配。银朱和灵砂一样，也是水银和硫黄加热后的人工合成品，但银朱用的是石亭脂（一种赤色硫黄），而且是大火煅成，其质量不如灵砂纯净。

黄丹 味辛，微咸、微涩。性重而收，大能燥湿，故能镇心安神，坠痰降火。治霍乱吐逆、咳嗽吐血，镇惊痫癫狂客忤，除热下气，止疟止痢，禁小便，解热毒，杀诸虫毒；治金疮火疮湿烂、诸疮血溢，止痛生肌长肉，收阴汗，解狐臭，亦去翳障明目。

【补述】黄丹（铅丹）为用纯铅加工制成的四氧化三铅，味辛、咸，性寒，有毒，归心、脾、肝经，属外用药。铅丹为中医外科之常用药，也是制作膏药的主要原料，具解毒祛腐、收湿敛疮、止痛止痒功效，用于眼科还有退赤消翳作用。眼科常制成粉剂或膏剂，也可入煎剂汤液中外洗。《目科捷径》除湿散，用黄丹、海螵蛸各等份，共研末撒患处，治疗湿烂水眼，可用于睑缘及眼睑皮肤赤烂。此方原载《备急千金要方》，名治目赤及翳方，用法为将药末用白蜜调匀，蒸约半小时，冷后点眼眦角部。《银海精微》五黄膏，用黄丹与黄连、黄芩、黄柏、大黄相配，共研末，用清水或茶汤调成膏状，贴两太阳穴，亦可同时敷上下眼胞，以治疗目赤肿痛。

白矾　味酸涩，性凉。有小毒。所用有四：其味酸苦，可以涌泄，故能吐下痰涎，治癫痫、黄疸。其性收涩，可固脱滑，故能治崩淋带下、肠风下血、脱肛阴挺，敛金疮止血；烧灰[①]用之，能止牙缝出血，辟狐腋气，收阴汗脚汗。其性燥，可治湿邪，故能止泻痢，敛浮肿；汤洗烂弦风眼。其性毒，大能解毒定痛，故可疗痈疽疔肿、鼻齆息肉、喉痹瘰疬、恶疮疥癣，去腐肉，生新肉，及虎、犬、蛇、虫、蛊毒。或丸或散，或生或枯，皆有奇效。

【补述】白矾为硫酸盐类矿物明矾石族明矾石经加工提炼而成的结晶，主要成分为含水硫酸铝钾，味酸、涩，性寒，归肺、脾、肝、大肠经，属外用药。白矾外用有解毒杀虫、燥湿敛疮的功效，明矾生用，解毒之力强；明矾煅用，即枯矾，收敛之功著。眼科临床应用有二：

1. 清热止痛　《审视瑶函》拈痛散，治暴发火眼，疼痛昼夜不止，用鸡蛋清调生白矾粉末成糊状，外涂眼睑患处，药糊干后再涂，保持局部湿润，临床可用于治疗睑腺炎、眼睑脓肿、急性泪囊炎等病之未化脓者。

2. 收湿止痒　《明目神验方》用人乳汁调明矾粉末外涂，治睑弦赤烂。临床上白矾常与清热疏风祛湿之药同用，溶入煎汁中洗眼，或用内服方的第3煎汤液溶化明矾洗眼，用于治疗眼睑湿疹、睑缘炎、眦角性结膜炎等病而见眼睑皮肤或睑缘糜烂渗出，痒甚疼痛者。

① 灰：《本草正》作“枯”。

炉甘石 味甘、涩，性温。能止血，消肿毒，生肌敛疮口，去目中翳膜赤肿，收湿烂。同龙脑点，治目中一切诸病。宜用片子炉甘，其色莹白，经火煅而松腻味涩者为上。制宜炭火煅红，童便淬七次，研粉，水飞过，晒用。若煅后坚硬，不松不腻者，不堪也。

【补述】炉甘石为碳酸盐类矿物方解石族菱锌矿，主含碳酸锌，味甘，性平，归肝、脾经，属外用药。眼科临床应用有四：

1. 退赤消肿 《御药院方》神应散治疗眼暴赤疼痛，用煅炉甘石、玄明粉各等份，共研极细末，每次取一米粒大小，少量凉开水调化，用玻璃棒蘸药点内外眦部，炉甘石与玄明粉相伍以增泻火明目之功。

2. 收湿生肌 《原机启微》黄连炉甘石散治疗眼眶破烂，畏日羞明，用炉甘石与黄连、冰片相配，以燥湿清热，除烂止痒。临床可用制炉甘石 3 克、冰片 0.3 克、黄连 0.75 克，共粉碎研成极细末，用凉开水或人乳汁调匀涂患处。

3. 收敛止泪 《审视瑶函》收泪散治疗风泪不止，用煅炉甘石 3 克、乌贼骨 1.5 克、冰片 0.3 克，共研极细末，用玻璃棒蘸凉开水及药末，点内外眦。炉甘石与乌贼骨相配，增强收涩止泪之功，本方用于治疗泪道通畅之流泪症为宜。

4. 退翳明目 《全国中药成药处方集》八宝眼药（天津方）用黄连制炉甘石与琥珀、珊瑚、珍珠、朱砂、麝香、硼砂、熊胆、冰片等药相配，以清火去翳明目，宜用于治疗角膜炎初愈形成的薄翳。

硼砂 味咸、微甘。阴也，降也。消痰涎，止咳嗽，解喉痹，生津液，除上焦湿热噎膈、癥瘕瘀血，退眼目肿痛[①]翳障、口齿诸病、骨鲠、恶疮。或为散丸，或噙化咽津俱可。色黄者佳[②]。

【补述】硼砂为硼酸盐类硼砂族矿物硼砂经提炼精制成的结晶体，主含四硼酸钠，味甘、咸，性凉，归肺、胃经，属外用药。硼砂外用能解毒防腐，生用清热解毒力强，煅用兼有收湿之功。眼科临床常用单味硼砂配成3%溶液洗眼，用于治疗急性结膜炎分泌物多者及眼睑炎性病变糜烂渗出结痂者，以清洁眼部，并能退赤消肿，配制时以沸水溶化，凉后使用。硼砂亦常研末入散剂及膏剂，点眼或外敷眼睑皮肤。《银海精微》三霜丸用硼砂、姜粉、枯矾各等份，研末，用适量凉开水调和，制成如米粒大小之小丸，用时取1丸置大眦部，或不制成小丸，直接用玻璃棒蘸凉开水及药末点用，此方治痒极难忍，以伴睑缘赤烂者尤宜。

密陀僧 味咸，平。有小毒。能镇心神，消痰涎，治惊痫、咳嗽、呕逆、反胃、疟疾、下痢，止血，杀虫，消积聚；治诸疮肿毒、鼻皶面皯、汗斑、金疮、五痔，辟狐臭，收阴汗脚气。用黄连、芩、柏同煮，去连、芩、柏，水飞净，晒干，生二两，只飞八钱[③]。

【补述】密陀僧为硫化物类方铅矿族矿物方铅矿提炼银、铅时沉积的炉底，或为铅熔融后的加工制成品，主含氧化铅，味咸、辛，性平，有毒，归肝、脾经，属外用药。密陀僧外用具燥湿收敛、解毒防腐及杀虫的功效。眼科多用于治疗眼睑热性疱疹、带

① 痛：底本无此字，据《本草正》补。
② 色黄者佳：此四字《本草正》无。
③ 用黄连……只飞八钱：此段文字《本草正》无。

状疱疹、眼睑湿疹、睑缘炎等症而见眼睑皮肤及睑缘溃烂，渗出物较多者。《审视瑶函》治实热生疮症的搽药方，即用密陀僧、轻粉、血竭、乳香、没药各等份，研末外撒或用凉开水调涂患处，以收湿解毒止痒，活血消肿祛痛。

石膏 味甘、辛，气大寒。气味俱薄，体重能沉，气轻能升，阴中有阳。欲其缓者煅用，欲其速者生用。用此者，用其寒散清肃，善祛肺、胃、三焦之火，而尤为阳明经之要药。辛能出汗解肌，最逐温暑热证而除头痛；甘能缓脾清气，极能生津止渴而却热烦。邪火盛者不食，胃火盛者多食，皆其所长。阳明实热牙疼，太阴火盛痰喘，及阳狂热结热毒，发斑发黄，火载血上，大吐大呕，大便热秘等证，皆当速用。胃虚弱者忌服，阴虚热者当禁，若误用之，则败阳作泻，必反害人。

【补述】石膏为硫酸盐类矿物石膏族石膏，主要成分为含水硫酸钙，味甘、辛，性大寒，归肺、胃经，属清热泻火药。眼科临床应用有五：

1. 清泄阳明气热　石膏主入阳明气分，为清气泄热之要药，常与知母相须为用，善治阳明气分实热之目病。眼科常用于治疗黄液上冲症，临床上角膜溃疡、葡萄膜炎等病伴前房积脓者多用之。按经络在眼部的分布，足阳明之经行走于眼眶下方，其经筋为目下网，脓液从下而上者，为阳明经热毒炽盛，石膏能清阳明独胜之热，投之正宜。使用时，石膏还常与大黄相配，则阳明经热、腑热同清，其功更著。石膏亦为治疗气血两燔、血热渗出目病之要药，常与生地黄同用，以气血两清，多用于治疗急性后葡萄膜炎玻璃体混浊、脉络膜大量渗出斑者。

2. 清泄太阴肺热　石膏性辛寒，入肺经，能清泄肺热，其功力胜过桑白皮、黄芩，宜于白睛火热重证，多用于治疗深层巩膜炎而见血色火红，结节隆起者，常与琥珀、浙贝母、制大黄、夏枯草等清热散结祛瘀药同用，亦可配以少量麻黄，以宣泄肺气，有利于气血的流畅，防寒凝血滞之虞。

3. 解肌清热消肿　石膏味辛能解肌，性寒能清热，可解肌肤之大热。故热邪客于眼睑皮肤而致焮红肿痛者，可用石膏清解之。若热而兼风者，石膏与荆芥、防风、牛蒡子等药相配，以清热散风，止痒消肿，常用于眼睑热性疱疹、带状疱疹、湿疹等病的治疗。

4. 止阳明经头痛　石膏有止痛功效，现代实验研究亦提示其具有选择性中枢镇痛作用。足阳明经的循行起于面部，循发际，至额颅，故头之前额为阳明所属，眉骨亦属其部。临床常用石膏治风热客于阳明经之头额及眉棱骨痛，与白芷、羌活、防风、黄芩、白僵蚕等药相伍。

5. 外用收湿生肌　石膏煅后研末外撒，有收湿生肌功效，既能收敛水湿，使创面分泌物减少，又可促进创面愈合。眼科可用于治疗眼睑皮肤溃烂，渗出物较多者，可单用或与青黛、黄柏末等清火解毒药物同用。

本条云：欲其缓者煅用，欲其速者生用。张锡纯氏认为石膏煅后性收敛，能将痰火敛住，凝结不散，而碍于清热之功。现代临床上，石膏内服多生用，若病情缓和或脾胃不健者可减量使用。

滑石　味微甘，气寒。性沉滑，降中有升。入膀胱、大肠经。能清三焦表里之火，利六腑之涩结，分水道，逐瘀[①]血，通九窍，行津液，止烦渴，除积滞，实大肠，治泻痢淋秘白浊，

① 瘀：《本草正》作“凝”。

疗黄疸水肿脚气、吐血衄血、金疮出血、诸湿烂疮肿痛。通乳亦佳，堕胎亦捷。

【补述】滑石为硅酸盐类矿物滑石族滑石，主要成分为含水硅酸镁，味甘、淡，性寒，归膀胱、肺、胃经，属利水渗湿药。眼科临床应用有三：

1. 清热利湿　滑石性寒而滑，善能利水通淋，为治疗膀胱湿热之常用药品。眼科用于治疗湿热目病，常与黄芩、黄连、厚朴、黄柏、苍术、车前子、木通等辛开苦降及利水药物相伍。

2. 清热利窍　滑石性滑，滑能利窍，故可"通九窍"。滑石入汤剂外用洗眼，亦有通利目窍之功。《太平惠民和剂局方》秦皮散（秦皮、黄连、滑石），为治疗风毒赤眼肿痛、痒涩眵泪的外洗方，方中滑石既能协同秦皮、黄连以清热泻火，又能滑利目之外窍，有益于病理产物的排出。

3. 收湿敛疮　滑石粉外用有吸水和收敛作用，眼科用于治疗眼睑湿疹及热性疱疹、带状疱疹等病伴见眼睑皮肤糜烂，渗出液多者，可单味使用，或与枯矾、黄柏等共为末，撒布于患处，以增强收湿清热功效。

朴硝一名皮硝、芒硝[1]　味苦、咸、辛，气寒。阴也，降也。有毒。其性峻速，咸能软坚，推逐陈积，化金石药毒，去六腑壅滞胀急、大小便不通，破瘀血、坚癥、实痰，却湿热疫痢、伤寒胀闭热狂，消痈肿排脓。凡属各经实热，悉可泻除。孕妇忌用，最易堕胎；虚损误吞，伤生反掌。

【补述】朴硝为硫酸盐类矿物芒硝族芒硝的粗制品，一名皮

---

① 一名皮硝、芒硝：此六字《本草正》无。

硝。芒硝则为矿物芒硝的提纯品，一名马牙硝。朴硝和芒硝的药性相同，主要成分为含水硫酸钠，味咸、苦，性寒，归胃、大肠经，同属攻下药，但朴硝含杂质较多，现代临床多作外用，不作内服，而内服使用质地较纯的芒硝。眼科临床应用有二：

1. 攻下通便　芒硝常和大黄相配，为攻下泻火之峻剂，可用于治疗重症角膜炎、葡萄膜炎等病之热毒极盛者。芒硝味咸，咸能软坚，尤适宜于体实而大便燥结者。服药后大便得泻即停用，不可多服，以防损伤中焦脾胃之气，再者，患者亦不能接受。

2. 消肿退赤　朴硝和芒硝外用有清热泻火功效，常用开水溶化，配成 10% 的水溶液洗眼，可用于治疗急性结膜炎分泌物多者；亦可作眼部湿热敷，用于睑腺炎、眼睑脓肿、急性泪囊炎等病之红肿疼痛未化脓者。朴硝和芒硝还可制成霜剂，作点眼之用。《本草纲目》引《寿域神方》治火眼赤痛方，取老黄瓜 1 条，将其顶部切下一块，呈盖状，挖去瓜内的瓤及子，填入芒硝，塞满后，将黄瓜盖合上，用牙签固定，把黄瓜放入网袋，悬挂于阴凉通风处，待黄瓜外皮析出白霜，刮下存放于消毒的玻璃瓶内。用时，以消毒玻璃棒蘸少量凉开水，再蘸少许药末，点于大小眦角处，每日 3 ～ 4 次；亦可用黄瓜霜配制成 10% 的滴眼液使用。黄瓜霜可用于急、慢性结膜炎的治疗。

矿物芒硝的制品还有玄明粉，其为药物芒硝经风化而成的干燥品。玄明粉的功效和朴硝、芒硝基本相同，但玄明粉内服的泻下作用较芒硝缓和。因玄明粉质纯净，且已脱水，更宜于眼科制作外用粉剂。

硇砂　味咸、苦、大辛，性大热。有毒。善消恶肉腐肉，生肌，敷金疮生肉，去目翳胬肉，除痣黡疣赘，亦善杀虫毒，水调涂之，或研末掺之，立愈。《本草》言其消瘀血宿食，破结气，止反胃、肉食饱胀，暖子宫，大益阳事。但此物性热大毒，能化五金八石，人之脏腑岂能堪此？故用以治外则可，用以服食则不宜也。若中其毒，惟生绿豆研汁饮一二升，乃可解之。研细腻末，水飞净，色白光净者佳。放润湿冷地上一刻，转为白净者佳，青、红、黄者次[①]，硇色黯底黑，硇最下。制法：以初生童乳湿透，放古镜背面，碗盖密布包定，埋土四十九日取出，色[②]绿的是活[③]砂，听用。生用烂肉。火煅，甘草水洗[④]。

【补述】硇砂为氯化物类卤砂族矿物卤砂（硇砂）的晶体或人工制成品，主含氯化铵，味咸、苦、辛，性温，有毒，归肝、脾、胃经，属外用药。硇砂外用能破瘀散结软坚，眼科用作磨障消翳退膜，常与冰片、琥珀、珍珠、麝香、珊瑚等退翳明目通窍药相伍，制成粉剂，可用于角膜薄翳的治疗。硇砂兼有腐蚀之性，故《中医眼科六经法要》在治疗风轮起翳日久的涩化丹后，提出翳膜厚者可加硇砂少许，但不能多加。《眼科临证录》治疗黑睛翳障的冰香散，由硇砂、炉甘石、海螵蛸、荸荠粉、冰片、牛黄、珍珠、熊胆、朱砂、蕤仁霜、麝香等11味药组成，各药用量计92克，其中硇砂剂量最小，仅0.3克，约占总用量的0.33%，此可作为眼药粉剂中硇砂用量的参考。

制作点眼粉剂，需用制硇砂。现行硇砂的炮制方法为：取净硇砂，捣碎，研细，加开水溶化，过滤，再将滤液倒入容器内，加入适量醋，隔水加热蒸发，随时将液面析出的白霜捞出，直至不析出为止，将捞出的白霜干燥即成。硇砂每100千克，用醋50千克。

---

① 次：底本作“气”，据文义改。
② 色：底本作“走”，据《审视瑶函》“制硇砂法”改。
③ 活：底本无此字，据《审视瑶函》“制硇砂法”补。
④ 研细腻末……甘草水洗：此段文字《本草正》无。

磁石[①] 玄石、吸铁石　气味辛寒。无毒。治眼昏内障，肾虚神水宽大渐散，昏如雾露中行，渐睹空花，物成二[②]体，久则光不收，及内障神水淡绿、淡白者，用真磁石火煅醋淬，入肾镇阴也。

【补述】磁石为氧化物类矿物尖晶石族磁铁矿，主含四氧化三铁，味咸，性寒，归肝、心、肾经，属安神药。眼科临床应用有二：

1. 固摄瞳神精气　《原机启微》在“千金磁朱丸方解”中云：以磁石辛咸寒镇坠肾经为君，令神水不外移也。纵观《原机启微》全卷，书中所言神水，系水轮瞳神，即特指瞳孔及晶状体。《原机启微》之后问世的《证治准绳》《审视瑶函》等书，才将神水定义为眼内水液。瞳神为先、后天之精气所生成，由于气的固摄作用，瞳神才能保持正常的形状和活动。当气的这种固摄作用遭到损害时，瞳神发生散大，即所谓“神水外移”及“神水宽大渐散”。磁石入肾经，益水填精，摄纳肾气，且具重坠之性，能镇散乱之气。《原机启微》用其与朱砂、神曲相配，即磁朱丸，治疗气为怒伤散而不聚之病，临床除用于青光眼外，还常用于年龄相关性白内障早期的治疗，与杞菊地黄丸、石斛夜光丸等药同用，以增补肾明目之功。

2. 益肾平肝潜阳　磁石味咸，质重，性主沉降，能益肾阴，潜降上亢之肝阳，常与石决明、钩藤、夏枯草、生地黄、白芍等药相伍。因磁石有聪耳明目之功，故凡肝阳上亢之目病而伴耳鸣耳聋者多用之。

① 磁石：本条摘自《本草纲目》。
② 二：底本无此字，据《本草纲目》补。

胆矾[①] 即石胆、青矾　气味酸、咸、辛、寒。有毒。明目疾疼[②]，风眼赤烂[③]，金疮[④]不愈，虫痛牙疳，治喉痹乳[⑤]蛾，百虫入耳。形似曾青，兼绿相间，味极酸苦，磨铁作铜色，此是真者；但以火烧之成汁，必伪也。涂于铜上烧之红，真也。又以铜器盛水，投以少许入中，及不青碧，数日不异，真也。

【补述】胆矾为硫酸盐类胆矾族矿物胆矾的晶体，或为硫酸作用于铜而制成的含水硫酸铜结晶，主含硫酸铜，味酸、涩、辛，性寒，有毒，归肝、胆经，属外用药。胆矾外用有解毒收湿止痒功效。《明目神验方》治赤烂眼方，用胆矾 6 克，煅过研末，用适量热水溶化后洗眼。《圣济总录》四物澄波散，治眼连睑赤烂，涩痛羞明，用胆矾 12 克，干姜 15 克，滑石、秦皮各 30 克，捣研为散，每用 1 克，沸汤浸泡后澄清洗眼，或用干姜、滑石、秦皮各 10 克，先煎，将胆矾 6 克溶于滤液中，外洗患眼。

本条言胆矾一名青矾，不能与绿矾（异名青矾）相混淆。

白朱砂[⑥] 即古瓷器　即千百年前古薄细瓷器，取其光退净者佳。苦无，以今时略有年代、顶薄细瓷器可代之，用火煅过三次，研极细末，水飞，净为度。

【补述】白朱砂为古旧上好白色瓷器研成的细末，性平，无毒，属外用药。白朱砂又名白瓷屑，始载于《新修本草》，言其水磨外用，能涂疮灭瘢。《本草纲目》名白瓷器，载其“点目去翳”，

① 胆矾：本条摘自《本草纲目》“石胆”条及《本草求真》“胆矾”条。
② 疾疼：《本草纲目》作“目痛”。《神农本草经》载石胆“主明目目痛”。
③ 烂：底本作“风”，据《本草纲目》改。
④ 疮：底本作“耳”，据《本草求真》改。
⑤ 乳：底本作“浮”，据《本草求真》改。
⑥ 白朱砂：本条摘自《本草纲目拾遗》。

并引《孙天仁集效方》方，用细料白瓷钟一只，大火煅过，研末，加雄黄0.6克，共研为细末，早、晚各点少许，治目生翳膜。《本草纲目拾遗》引《眼科要览》方，治疗远近星障，方用白朱砂、牛黄、熊胆、白丁香、珍珠、冰片各0.3克，石燕、石蟹、琥珀、珊瑚各0.9克，炉甘石9克，麝香0.15克，上药共为细末，用蜜30克，调匀点眼。白朱砂在现代眼科临床中使用较少。

青盐　味咸、微甘，性凉。能降火消痰明目，除目痛，益肾气，除五脏癥结、心腹积聚、吐血尿血、齿牙疼痛出血，杀虫毒[①]，除疥癣诸虫，及斑蝥、芫青[②]诸毒。此盐不经火炼而成，其味稍甘，虽性与大盐略同，而滋益之功则胜之。

【补述】青盐（大青盐）为卤化物类石盐族湖盐结晶体，主要成分为氯化钠，所含其他杂质较食盐为多。味咸，性寒，归心、肾、膀胱经，属清热凉血药。眼科临床应用有二：

1. 清热凉血　青盐咸寒，入血除热，眼科外用，能治目赤肿痛、风眼烂弦等症，可配制成0.9%的溶液洗眼，尤适宜于急慢性结膜炎分泌物多者。临床上，青盐亦常溶入洗眼的煎汁中使用。

2. 引药气入肾　青盐味咸入肾，为肾经之引经药。《审视瑶函》三仁五子丸、加味坎离丸等药，皆用青盐汤送服，以增强其补肾明目之功效。

石灰　味辛，温。有毒。能止水泻血痢，收白带白淫，可倍加茯苓为丸服之。此外如散血定痛，敷痈毒，消结核瘿瘤、恶疮腐肉、白癜野斑、息肉，收脱肛阴挺，杀痔漏诸虫，止金

① 虫毒:《本草正》作“毒虫”。
② 青：底本作“清”，据《本草正》改。

疮血出，生肌长肉，或为末可掺，或用醋调敷，俱妙。能解酒酸，亦解酒毒。

【补述】石灰为石灰岩经加热煅烧而成的生石灰及其水化产物熟石灰，即羟钙石，或两者的混合物。味辛、苦、涩，性温，有毒，归肝、脾经，属外用药。生石灰为氧化钙，熟石灰为氢氧化钙。石灰外用有解毒蚀腐、敛疮止血、杀虫止痒的功效。眼科临床应用甚少。

禽兽部

鹿茸 味甘、咸，气温。破开涂酥，炙黄脆入药。益元气，填真阴，扶衰羸瘦弱，善助精血，尤强筋骨，坚齿牙，益神志。治耳聋目暗，头脑眩晕；补腰肾虚冷，脚膝无力，夜梦鬼交，遗精滑泄，小便频数，虚痢尿血，及妇人崩中漏血，赤白带下。道家云“惟有斑龙顶上珠，能补玉堂关下血”[①] 者，即此是也。若得嫩而肥大如紫茄者，较之鹿角胶，其功力为倍。

【补述】鹿茸为鹿科哺乳动物梅花鹿或马鹿中雄鹿未骨化、密生茸毛的幼角，味甘、咸，性温，归肾、肝经，属补阳药。眼科临床多用于肝肾阳虚之内障目病，以高风内障尤为适宜。高风内障主症为夜盲，《原机启微》谓其为“阳衰不能抗阴之病”，该病属遗传性疾病，先天禀赋不足，精血亏虚使然。鹿茸禀纯阳之性，具生发之气，能峻补肾阳，以壮全身之阳气。鹿茸又为血肉有情之物，善填精益血，以滋补养目之本。临床上，鹿茸常入丸、散剂使用，与肾气丸相配，则增温肾阳之力；与五子衍宗丸、四物汤相配，则助补精血之功。然鹿茸为温阳之品，故阴虚火旺者、血热妄行者不可用。现代研究表明，鹿茸中含有的磷脂类及鹿茸精等有效成分均溶于乙醇，故酒剂有助于鹿茸有效成分的吸收利

① 血：《本草纲目》作“穴”。

用。有食疗方用鹿茸与枸杞子相配泡酒，增强鹿茸的益精养血明目功效，可用于视网膜色素变性、视神经萎缩及一些眼底病后期的辅助治疗。该方用鹿茸10克、枸杞子30克、低度白酒500毫升，密封浸泡10天左右，每次饮10毫升，每日1～2次。饮完后可再浸泡1次。

犀角　味苦、辛、微甘，气寒。气味俱轻，升也，阳也。其性灵通，长于走散，较诸角为甚。药用黑色，功力在尖。专入阳明，清胃火，亦施他脏，凉心定神镇惊，泻肝明目，能解大热，散风毒阳毒、瘟疫热烦。磨汁治吐血衄血下血，及伤寒蓄血，发狂发黄，发斑谵语，痘疮稠密，内热黑陷，或不结痂。亦散疮毒痈疡，脓血肿痛，杀妖狐精魅、鬼疰百毒、虫[①]毒、钩吻、鸩羽、蛇毒，辟溪瘴山岚恶气。其性升而善散，故治伤寒热毒闭表，烦热昏闷而汗不得解者，磨尖搀入药中，取汗速如响应。仲景云如无犀角，以升麻代之者，正以此两物俱入阳明，功皆升散，今人莫得其解，每致疑词，是但知犀角之解心热，而不知犀角之能升散，尤峻速于升麻也。倘中气虚弱，脉细无神，及痘疮血虚，真阴不足等证，凡畏汗畏寒畏散者，乃所当忌。或必不得已，宜兼补剂用之。

【补述】犀角为犀科哺乳动物犀牛的角。犀牛是世界保护的稀有珍贵物种，故犀角已明令禁用，现代本草书籍中亦不收录。目前临床上以水牛角作为犀角的代用品，水牛角的化学成分、药理作用以及功效和主治与犀角均相近。

犀角味苦、咸，性寒，归心、肝、胃经，属清热凉血药。犀角具有凉血止血、泻火解毒、安神定惊功效，眼科临床上主要适

① 虫：《本草正》作“蛊”。

用于治疗目病之血热渗出、血热瘀结、血热妄行三证，病变深重者用之，在《温病条辨》清营汤（犀角、生地黄、玄参、竹叶、麦冬、丹参、黄连、金银花、连翘）、《审视瑶函》经效散（大黄、柴胡、犀角、赤芍、当归尾、连翘、甘草）、《备急千金要方》犀角地黄汤（犀角、生地黄、芍药、牡丹皮）中使用。犀角以水牛角片代之，常用剂量15～30克，大剂量60～120克，宜先煎3小时以上。另有水牛角浓缩粉，冲服，每次1.5～3克，每日2次。

羚羊角　味咸，性寒。羊本火畜，而此则属木，善走少阳、厥阴二经。故能清肝定风，行血行气，辟鬼疰邪毒，安魂魄，定惊狂，祛魇寐，疗伤寒邪热，一切邪毒，中恶毒风，卒死昏不知人，及妇人子痫强痉，小儿惊悸烦闷，痰火不清。俱宜为末，蜜水调服，或烧脆研末，酒调服之。若治肿毒恶疮，磨水涂之亦可。

【补述】羚羊角为牛科哺乳动物赛加羚羊的角，味咸，性寒，归肝、心经，属息风止痉药。眼科临床应用有二：

1. 清肝泻火　羚羊角善治肝火炽盛之目病，可用于急性闭角型青光眼急性发作期，症见头眼剧痛，睫状充血，角膜雾样混浊，瞳孔散大，眼压急骤增高。因于肝火上冲，血瘀水壅者，羚羊角与大黄、黄芩、益母草、泽兰、车前子、茯苓、泽泻等药同用，以降火之逆、活血之滞、疏水之阻。若外风引动肝火，伴发热恶寒者，羚羊角与细辛同用，外散风邪，内清肝火。

2. 平肝潜阳　羚羊角咸寒沉降，可用于肝阳上亢目病之症状重者，常与石决明、夏枯草、黄芩等药同用。现代研究表明，羚羊角有降血压作用，临床常用于治疗高血压眼底病变，对伴头痛头昏、烦躁失眠、面赤舌红者尤为适宜。

现有羚羊角粉成药，方便临床使用。

牛黄 味苦、辛，性凉，气平。有小毒。忌常山。入肺、心、肝经，能清心退热，化痰凉惊，通关窍，开结滞。治小儿惊痫客忤、热痰口噤，大人癫狂痰壅、中风发痉；辟邪魅中恶，天行疫疾；安魂定魄，清神志不宁，聪耳目壅闭，疗痘疮紫色，痰盛躁狂。亦能堕胎，孕妇少用。

【补述】牛黄为牛科哺乳动物牛的干燥胆结石。天然牛黄药源短缺，价格昂贵，现多使用人工牛黄，包括人工合成牛黄及人工培植牛黄。牛黄味甘，性凉，归心、肝经，属息风止痉药。牛黄苦凉，亦为清热解毒之良药，善治外科痈肿疮毒。《保婴撮要》牛黄解毒丸治疗一切热毒疮疡，用牛黄与金银花、甘草、草河车（重楼）相配，以增强清热解毒、消肿止痛功效，眼科可用于治疗睑腺炎、眼睑脓肿、眼睑热性疱疹、眼睑带状疱疹、眼睑丹毒等病的热毒证。临床上，可将丸剂改成汤剂，每剂取人工牛黄粉 0.3 克，用其余三味药的煎汁送服或冲服。牛黄外用，同样有良好的清热解毒作用。《太平圣惠方》牛黄膏治疗风热攻目，疼痛不止，用生大黄 30 克，研末，与牛黄粉 0.3 克和匀，用生地黄汁调和成膏状，涂于消毒纱布上，封眼，药膏干后，可用冷开水润湿，1～2 小时换药 1 次。本方可用于治疗睑腺炎、眼睑脓肿、急性泪囊炎等病未化脓者。

阿胶 味甘、微辛，气平、微温。气味颇厚，阳中有阴。制用蛤粉炒珠。入肺、肝、肾三经。其气温，故能扶劳伤，益中气；其性降，故能化痰清肺，治肺痈肺痿，咳唾脓血，止嗽定喘；其性养血，故能止吐血衄血，便血尿血，肠风下痢，及妇人崩中带浊血淋，经脉不调；其味甘缓，故能安胎固漏，养血滋肾，实腠理，止虚汗，托补痈疽肿毒。用惟松脆气清者为佳，坚硬臭劣者不美。

【述补】阿胶为马科哺乳动物驴的干燥皮或鲜皮经煎煮、浓缩制成的固体胶，味甘，性平，归肺、肝、肾经，属补血药。眼科临床应用有二：

1. 补血荣目　血为养目之源，阿胶为血肉有情之品，故亦为治疗血虚目病之要药，常与补气药合用，以增补血养神之功。《本草纲目》引杨士瀛语：小儿惊风后瞳仁不正者，以阿胶倍人参煎服最良。临床上阿胶与人参相伍，常用于治疗气血两虚型中心性浆液性脉络膜视网膜病变、视神经炎、视神经萎缩、开角型青光眼等病，可在炙甘草汤中应用，使气血旺盛，目得荣养而明。

2. 滋阴止血　阿胶味甘质黏，既长于滋阴，又专于止血，宜于治疗阴虚火旺引起的眼内外出血，可伴头昏眼干、五心烦热、舌红无苔等症。临床常用于视网膜静脉周围炎反复发作者，与知母、黄柏、生地黄、女贞子、墨旱莲等滋阴清热、凉血止血药同用。阿胶亦常与蒲黄同炒入药，滋阴止血而化瘀。

熊胆　味苦，性寒。能退热清心，疗时气黄疸，平肝明目，去翳障，杀蛔蛲，牙虫风痛，及小儿热疳热痰，惊痫瘛疭，疳䘌热痢，俱宜以竹沥化两豆粒许服之，甚良。亦治鼻疮热疮，痔漏肿痛，以汤化涂之，少加冰片尤效。欲辨其真，惟取一粟许，置水面，如线而下一道不散者是也。且凡是诸胆，皆能水面辟尘，惟此尤速，乃亦可辨。又以清水一碗洒地，尘灰在上，投胆末少许，凝尘豁然两开者，真。又以胆末少许，口涎调敷手心，即刻透入手背，以舌舔之，苦即真[①]。

【补述】熊胆为熊科哺乳动物黑熊或棕熊的胆囊，黑熊与棕熊为国家二级保护动物，数量稀少，严禁捕猎。现采取人工养殖熊的胆汁，经干燥后制成熊胆粉供药用。熊胆味苦，性寒，归肝、胆、心经，属清热解毒药。眼科多用熊胆作粉剂外点，具清热解毒、退翳明目之效。《全国中药成药处方集》退云散（兰州方），用熊胆与麝香、冰片、炉甘石同用，治暴发火眼，及外障云翳。采用现代制药工艺，将熊胆制成熊胆滴眼液，治疗急慢性结膜炎，广泛应用于临床。

麝香　味苦、辛，性温。能开诸窍，通经络，透肌骨，解酒毒，吐风痰，消积聚癥瘕，散诸恶浊气，除心腹暴痛胀急，杀鬼物邪气魇寐、脏腑虫积、蛇虫毒、蛊毒、瘴毒、沙虱毒，及妇人难产，尤善堕胎。用热水研服一粒，治小儿惊痫客忤，镇心安神。疗鼻塞不闻香臭，目疾可去翳膜，除一切恶疮、痔漏肿痛、脓水腐肉、面鼾斑疹。凡气滞为病者，俱宜服[②]之。若鼠咬虫咬成疮，但以麝香封之则愈。欲辨真假，但置些须于火炭上，有油滚出而成焦黑炭者，肉类也，此即香之本体。若燃火而化白灰者，木类也，是即假搀。

【补述】麝香为鹿科哺乳动物林麝、马麝或原麝成熟雄体香囊中的干燥分泌物，现有人工麝香。麝香味辛、性温，归心、脾经，属开窍药。《本草述》载"麝香之用，其要在能通诸窍一语"，麝香在眼科临床的应用主要是开通目窍之闭塞。概而言之，眼为上七窍之一；细而分之，眼有内窍和外窍：外窍即眼眶之前部，内

---

① 又以清水一碗洒地……苦即真：此段文字《本草正》无。
② 服：《本草正》作"用"。

窍则肉眼不可见，《审视瑶函》谓其为联系脏腑之脉道通于眼的孔窍，即相当于视神经孔部位。视网膜中央动脉阻塞所致的暴盲症属眼之内窍闭塞，治疗常应用通窍活血汤和《中国药典》麝香保心丸（人工麝香、人参提取物、人工牛黄、肉桂、苏合香、蟾酥、冰片），二方皆凭借麝香辛香芳烈走窜之力而达病所，以通关开闭，而奏行滞通脉之效。麝香一般用作散、丸剂，作汤剂使用时，可取0.1克用药汁冲服。麝香外用有开通眼外窍的功用，常和珍珠、冰片、牛黄、荸荠粉、熊胆、炉甘石、琥珀、血竭等药同用，以增强磨翳消障、清热退赤、收湿止痒、散瘀止痛的功效。

白丁香[①]　味苦，性温，无毒。疗目赤胬肉、翳膜遮睛，并痘翳入目等症。即今麻雀屎也，倒者为雌，不堪入用；竖者为雄，更佳。不拘多寡，取研为末，甘草煎水煮之，以细绢滤过，将净汁熬略干，用首生男乳和匀，晒干，再乳腻粉，收贮听用。无竖者，取直条亦可。

【补述】白丁香为文鸟科鸟类动物麻雀的粪便，味苦，性温，归肝、肾经，属外用药。白丁香苦泄温散，能清热活血，有止痛退赤之功。《神农本草经疏》载白丁香“性善消散”，眼科医籍中多用其治目内胬肉。现代临床亦有人将白丁香用于进行性翼状胬肉的保守治疗，方法是：取白丁香10克，研成极细末，用适量人乳或温开水调作糊状，以消毒玻璃棒蘸取少许药糊，点在胬肉所在的眦角部，每日2次。

《雷公炮炙论》所载炮制雀屎的方法，是将雀屎“于钵中研如粉，煎甘草汤浸一宿，倾上清甘草水尽，焙干任用”。本条对此法做了改进，采用了雀屎末和甘草的水煎液进行浓缩的方法，使成

① 白丁香：本条药名出自《本草纲目》“雀”条。

品更加纯净。

燕窝[1] 专入肺、脾、肾。味咸、甘。入肺定[2]气，入肾滋水，入脾[3]补中。补不致燥，润不致滞，是以虚劳药食[4]难进，及咳红吐痰[5]，每兼冰[6]糖煮食之。然火势急迫，则又当用至阴重剂以为拯救，此乃轻淡无大力也。

【补述】燕窝为雨燕科鸟类动物金丝燕的唾液与绒羽等混合凝结所筑成的巢窝，味甘，性平，归肺、胃、肾经，属补阴药。燕窝具养阴润燥、益气补中、化痰止咳的功效，其作为药用的时间较晚，在眼科医籍中鲜有记载。燕窝作为滋补食材可用于眼病食疗，其与枸杞子相配，能滋阴补肾，益肝明目，适宜于眼干燥症、视疲劳等病之干涩视糊者，亦可用于一些眼底病的恢复期，对伴口干咽燥、舌红少津者尤宜。可取燕窝 30 克，浸泡洗净，加清水蒸 30 分钟。另取枸杞子 15 克，加清水蒸 30 分钟。将蒸好的燕窝、枸杞子及汤汁混合拌匀服，每日 1 次。

羊肝、胆[7] 皆指属寒，而能明目祛翳。能入肝经，诸肝均入肝经[8]。

【补述】羊肝为牛科哺乳动物山羊或绵羊的肝，味甘、苦，性凉，归肝经，属补血药。羊肝功能补肝明目，常在散、丸剂中使用。《原机启微》黄连羊肝丸，羊肝与黄连相伍，补清并进，治疗

---

① 燕窝：本条摘自《本草求真》。
② 定:《本草求真》作“生”。
③ 脾:《本草求真》作“胃”。
④ 食:《本草求真》作“石”。
⑤ 咳红吐痰:《本草求真》作“咳吐红痰”。
⑥ 冰:《本草求真》作“水”。
⑦ 羊肝胆：本条摘自《本草求真》。
⑧ 能入肝经诸肝均入肝经：此十字《本草求真》无。

七情五贼劳役饥饱之病而目中赤脉红甚，眵多者。羊肝用于食疗，可单味煮食，作为维生素A缺乏夜盲症的辅助治疗。

羊胆为牛科哺乳动物山羊、绵羊或青羊的胆汁，味苦，性寒，归肝、胆经，属清热解毒药。羊胆善治目赤肿痛，《常见病饮食疗法》取3只羊胆之胆汁，加入适量蜂蜜，置锅内小火熬成膏状，每次服10克，每日2次，用于急性结膜炎之热毒重者。

虫鱼部

海螵蛸即乌贼鱼骨　味咸，性微温。足厥阴、少阴肝肾药也。咸走血，故专治血病，疗妇人经枯血闭，血崩血淋，赤白带浊，血癥气瘕，吐血下血，脐腹疼痛，阴蚀疮肿。亦治痎疟，消瘿气，及丈夫阴中肿痛，益精固精，令人有子，小儿下痢脓血，亦杀诸虫，俱可研末饮服。凡[1]治眼中热泪，磨翳去障，并宜研[2]末和蜜点之。为末可敷小儿疳疮、痘疮臭烂脓湿，下疳等疮，跌打出血，汤火诸疮。烧灰存性酒服，治妇人阴户嫁痛。同鸡子黄，涂小儿重舌、鹅口；同蒲黄末，敷舌肿出血如泉；同槐花末吹鼻，止衄血；同麝香吹耳，治聤耳耳聋。脐疮出血，舌肿出血，每用去硬壳皮，先于粗石磨去涩[3]。

乌贼鱼善补益精气，尤治妇人血枯经闭。

【补述】海螵蛸为乌贼科软体动物无针乌贼或金乌贼的干燥内壳，味咸、涩，性温，归脾、肾经，属收涩药。眼科多作外治，临床应用有四：

1. 退翳消膜　海螵蛸常与珍珠、硼砂、朱砂、硇砂、麝香、冰片等药相配，以增其效。《眼科锦囊》照水丹治疗黑睛云翳，用

① 凡：《本草正》作“尤”。
② 研：《本草正》作“炒”。
③ 脐疮出血……石磨去涩：此二十一字《本草正》无，底本接在“乌贼鱼……尤治妇人血枯经闭”后。“先于粗石磨去涩”，即先在粗石磨中磨成细末，去其涩味。

海螵蛸3克、珍珠1.5克，共研极细末，以黄蜡（蜂蜡）少许化和成剂，用时稍加热，作丸如米粒大小，揉入大小眦部，每晚临睡时用，次日晨用温水洗净，或将药粉直接点眦部。

2. 收敛止泪　海螵蛸与炉甘石、冰片相配，可用于治疗泪道通畅之迎风流泪症。

3. 除湿敛疮　海螵蛸与黄丹相配，可治眼睑皮肤湿烂及睑缘溃烂。

4. 制作砂眼摩擦棒　海螵蛸的腹面体轻质松，并有细密的波状横层纹，利用其粗糙面对睑结膜的摩擦，可刮除砂眼的乳头、滤泡病变。制作摩擦棒，先选完整的海螵蛸二块，将其中一块的表面硬壳去除，用小刀纵向分割成宽约1厘米的若干长条，然后将长条分割成长约3.5厘米的短条，用另一块海螵蛸的硬壳面将短条打磨成两头稍细的圆形小棒，再将小棒在另一块海螵蛸的腹面细磨加工，使其表面光滑，两端成钝圆形即成，高压消毒后备用。

乌贼鱼肉味咸，性平，归肝、肾经，功能养血滋阴，眼科可用作食疗。《海洋药物民间应用》用乌贼鱼干60克、夏枯草30克，水煮，饮汤食肉，用于视疲劳症之眼干涩、眉骨酸痛较重者。

蛇蜕[1]　味甘而带咸。性灵，辟恶鬼魅，歼祛风，除疟，消重舌、蛊毒、喉风、惊与痫，杀虫，治疮疔痔漏，目翳、难产总能钤[2]。用皂荚水洗净，或酒、醋、蜜浸，炙黄，或烧存性，或盐泥固煅。又云：气平无毒，专入肝经，兼行皮肤。

---

① 蛇蜕：本条摘自《本草求真》及《本草纲目》。
② 钤：作“统”解，义为治理。

【补述】蛇蜕为游蛇科爬行动物黑眉锦蛇、锦蛇或乌梢蛇等蜕下的干燥表皮膜，味咸、甘，性平，归肝经，属息风止痉药。蛇蜕有祛风、定惊、退翳、解毒、止痒、消肿之功效，眼科多作退翳之用，亦取蜕而善解之义。临床上蛇蜕常与蝉蜕相须为用，以祛风清热，退翳明目，宜用于治疗角膜炎因风热者，可配以柴胡、黄芩、木贼、薄荷、蔓荆子等药。此药对亦用于角膜炎后期，与石决明，密蒙花、谷精草等药同用，以增退翳之力。蛇蜕和蝉蜕制成双蜕注射液，做球结膜下注射，用于角膜翳的治疗，对提高视力有一定的效果。

青鱼胆　味苦，性寒。其色青，故入肝、胆二经。能消赤目肿痛，点暗目，可吐喉痹痰涎，涂热疮恶疮，亦消鱼骨之鲠，汤火疮。目睛生汁点眼，能黑夜视物[①]。

【补述】青鱼胆为鲤科鱼类动物青鱼的胆囊，味苦，性寒，有毒，归肝、胆经，属清热解毒药。青鱼胆能清热解毒，明目退翳。临床上，青鱼胆常晾干研末，入点眼粉剂中使用。《全国中药成药处方集》八宝眼药（上海方），用青鱼胆与牛黄、熊胆、荸荠粉、蕤仁霜、黄连等药相伍，增强清火之功，用以治目赤肿痛。

青鱼胆汁不能直接滴眼，动物胆汁能引起角膜上皮损伤。青鱼胆亦不能直接吞服，其胆汁易引起中毒，发生急性溶血及合并肝损害。

目睛生汁，即青鱼眼睛汁。青鱼眼睛作为药用，最早见于《开宝本草》，载其“主能夜视”。《本草纲目》“青鱼”条下列“眼睛汁”，载其“注目”，明确作为点眼用，但制法未详。

---

① 汤火疮……能黑夜视物：此十四字《本草正》无。

珍珠 味微甘、微咸。能镇心明目，去翳磨障。涂面可除默斑，令人润泽好颜色。亦除小儿惊热，安魂魄。为末可敷痘疔痘毒。制用鲜豆腐一块，绢包珠入内，蒸二炷香久，取出以水洗净无浆，又用细绢七八层包定，或石、木杵烂，晒干，研为粉细末。火煅亦可，亦用水飞过用之①。

【补述】珍珠为珍珠贝科软体动物马氏珍珠贝（合浦珠母贝）、蚌科软体动物三角帆蚌或褶纹冠蚌等双壳中外套膜受刺激形成的矿物珠粒，味甘、咸，性寒，归心、肝经，属息风止痉药。珍珠甘寒，质重沉降，入心、肝经，有安神定惊、清肝明目功效。《宝庆本草折衷》载"珠生于水，禀水之性，以水降火，则成既济之功；以木得水，则有相生之益"。故珍珠除清肝之用外，还有滋肾养肝之效。现代研究显示，珍珠含大量无机元素，并富含氨基酸，具抗疲劳、抗氧化、延缓衰老等作用，所以珍珠明目之功，非其他清肝药可比。验方明目珠还散（珍珠、海狗肾、淡苁蓉、焦冬术、别直参、菟丝子、白菊花、密蒙花、紫河车、楮实子、枸杞子、牡丹皮）中用之，治疗急性视神经炎之暴盲症。方中珍珠既配菊花、密蒙花、牡丹皮清肝经之热，又配枸杞子、楮实子滋肾经之阴，以佐助全方温阳明目功效，故此方临床上还可用于小儿热病后皮质盲的治疗。《银海指南》珠参散，仅用人参、珍珠二味，主治真阴不足，阴涸内热之内障青盲，宜于目病之气阴两虚者，可用于一些眼底病的恢复阶段。

珍珠外用，有明目退翳功能，常制成粉剂，用于角膜薄翳的治疗。采用现代制药工艺，将珍珠制成珍珠明目滴眼液，用于治疗视疲劳、慢性结膜炎等病。

---

① 制用鲜豆腐一块……亦用水飞过用之：此段文字《本草正》无。

白蜂蜜[1] 味甘，无毒。专入脾、肺、肠、胃。生则性冷，清热解毒，熟则性温补中。五脏不足，燥结不通，荣卫不调，三焦失职，心腹急痛，肌肉疮疡，咳嗽热痢，眼目眩花，肤翳赤障，形色枯槁，无不借其滋润[2]。脾气不实，肾气虚滑，湿热痰滞，胸痞不宽者，须忌之。白如膏者良。凡试真假，以烧红火箸插入，提出起气是真，起烟是假。

【补述】蜂蜜为蜜蜂科节肢动物中华蜜蜂或意大利蜂所酿的蜜，味甘，性平，归肺、脾、大肠经，属补气药。蜂蜜在眼科外用，有清热解毒功能，药理研究亦显示蜂蜜有较强的抑菌作用。用纯净蜂蜜外涂，可治疗睑缘炎，每日 3 次，以消肿止痒、润肤生肌。《太平圣惠方》治眼赤肿痛方，用黄连、蕤仁各 15 克，研成细末，与蜜 120 克相和，入容器中慢火熬如稀饴糖状，过滤，等药稍冷，加入龙脑末 1.5 克，搅匀即成，用时以消毒玻璃棒点药于眦部。方中蜂蜜既能清火润燥，又能作为膏剂的基质。蜂蜜内服，眼科常用作食疗。《眼病食疗》将蜂蜜与牛奶、鸡蛋同服，用于青少年假性近视眼的防治；《护眼本草》将蜂蜜与鲜百合同蒸服，用于眼干燥症。

另外，蜂蜜为高渗剂，口服后可提高血液内的渗透压，能脱水而降低眼压。《眼病食疗》将其用于原发性青光眼高眼压的辅助治疗，每次取蜂蜜 100 克，加少量温开水顿服，每日 2 次。用 20% 蜂蜜滴眼液滴眼，对角膜有脱水和营养作用，可用于大泡性角膜病变的治疗。

---

① 白蜂蜜：本条摘自《本草求真》及《本草纲目》。
② 滋润：《本草求真》作“润色以投”。

晚蚕沙[①] 即蚕屎也　味甘、辛。无毒。却风明目去翳膜[②]，治烂弦风眼，除湿去风，一切皮肤等疾。每用炒黑如灰，以细绢贮，滚水淋，滤滴之汁煮药用[③]。

【补述】蚕沙为蚕蛾科节肢动物家蚕幼虫的干燥粪便，味甘、辛，性温，归肝、脾、胃经，属祛风湿药。蚕沙性温燥，善祛湿化浊，味辛甘，能升发清阳，湿浊上犯目病宜之，常配入《温病条辨》三仁汤（杏仁、生薏苡仁、蔻仁、半夏、厚朴、通草、滑石、竹叶）、《医原》藿朴夏苓汤（藿香、厚朴、半夏、赤茯苓、生薏苡仁、白蔻仁、猪苓、淡豆豉、泽泻）或五苓散方中，以助化解湿浊之邪。临床可用于治疗中心性浆液性脉络膜视网膜病变黄斑部神经上皮脱离区混浊、黄白色渗出斑点，伴头重胸闷、舌苔白腻而厚者。蚕沙亦善舒筋活络，湿邪目病而伴肢节疼痛者多用之，若风湿为患，与独活、秦艽、苍术同用；若湿热为患，与防己、木瓜、薏苡仁同用。

蚕沙外用，同样有祛风除湿之效。《本草纲目》引陈氏经验方一抹膏，取蚕沙浸入适量优质麻油中浸泡 2 ～ 3 天，用玻璃棒将蚕沙压散调匀，涂患处，以治烂弦风眼。

望月砂[④] 即兔屎也　能明目，除浮翳、痨瘵、五疳、痔漏、蛊食、痘疮等症，解热散结。若阴气上壅[⑤]，目障不清，未可用焉。

【补述】望月砂为兔科哺乳动物东北兔或华南兔等野兔的干燥粪便，味辛，性寒，归肝、肺经，属清热泻火药。望月砂寒能解

① 晚蚕沙：本条摘自《本草求真》。
② 却风明目去翳膜：此七字《本草求真》无。
③ 每用炒黑如灰……煮药用：此二十字《本草求真》无。
④ 望月砂：本条摘自《本草求真》“兔屎”条。
⑤ 壅：《本草求真》作“乘”。

热，辛能散结，善治热结毒积之痘疹目病。《普济方》治痘疮入目生翳，即用单味为末，茶清调服。

现代眼科临床上，望月砂已较少使用。

僵蚕 味辛、咸，性温。有小毒。辛能散，咸能降，毒能攻毒。轻浮而升，阳中有阴。故能散风痰，去头风，消结核瘰疬，辟痰疟，破癥坚，消散风热喉痹危证，尤治小儿风痰急惊客忤，发痘疮，攻痘毒，止夜啼，杀三虫，妇人乳汁不通，崩中带下。为末可敷丹毒疔肿，拔根极效。灭头面皯斑，及诸疮瘢痕，金疮痔漏，小儿疳蚀，牙龈溃烂，重舌木舌，及大人风虫牙痛，皮肤风疹瘙痒。

【补述】僵蚕为蚕蛾科节肢动物家蚕4～5龄的幼虫感染（或人工接种）白僵菌而致死的干燥体，味咸、辛，性平，归肝、肺、胃经，属息风止痉药。眼科临床应用有三：

1. 祛风止痉　白僵蚕善解筋脉之拘挛，其味辛，能散外风；其味咸，能息内风。况其性平，故外风、内风所致筋脉不和者皆宜。眼科常用于麻痹性斜视、面神经麻痹等病的治疗。因于外风者，与羌活、秦艽、白附子、防风、蝉蜕等药同用；因于内风者，与羚羊角、天麻、钩藤、石决明、全蝎等药同用。小儿瞬目次数增多，常责之土弱木强，白僵蚕与四君子汤及钩藤、全蝎、石决明等药同用，以实脾息风，解眼睑之痉挛。

2. 散热止痛　白僵蚕能入胃经，善治风热客于阳明经之头额痛及眉棱骨痛，临床常与选奇汤及白芷、石膏、蔓荆子等药相配，用于治疗眶上神经痛、视疲劳及副鼻窦炎等病引起的头目疼痛。

3. 散结化痰　白僵蚕味咸，能软坚散结，兼可化痰。《医宗金鉴》治疗眼胞痰核之化坚二陈丸（陈皮、半夏、茯苓、生甘草、白僵蚕、川黄连、荷叶），用白僵蚕以增强方中黄连、“二陈”的清热化痰、软坚散结功效，临床上可用于睑板腺囊肿感染、葡萄膜炎角膜后壁沉淀物久不吸收等症，亦可用于眶内炎性假瘤的治疗。

蝉蜕 味微甘、微咸，性微凉。此物饮风吸露，气极清虚，故能疗风热之证，亦善脱化，故可疗痘疮壅滞，起发不快。凡小儿惊痫，壮热烦渴，天吊口噤，惊哭夜啼，及风热目昏翳障，疔肿疮毒，风疹痒痛，破伤风之类，俱宜以水煎服。或为末，以井花水调服一钱，可治喑哑之病。

【补述】蝉蜕为蝉科节肢动物黑蚱的若虫羽化时脱落的皮壳，味甘，性寒，归肺、肝经，属发散风热药。眼科临床应用有三：

1. 止痒退赤 蝉蜕质轻性凉，入肺经，善清上焦风热，为目痒、目赤之所常用，多与菊花、金银花、连翘、薄荷、黄芩等疏风清热之品相配。蝉蜕轻清升浮，还具透达之功，常与牛蒡子、白蒺藜为伍，用于治疗风热客于眼睑皮肤显现丘疹、疱疹而瘙痒者，以祛风止痒，透泄热毒。现代药理研究表明，蝉蜕有抗过敏作用，能稳定肥大细胞膜，阻滞过敏介质释放，故春季结膜炎、眼睑湿疹等病亦多用之。

2. 退翳明目 蝉蜕有退翳之功，前人取其“蝉善蜕”之义。蝉蜕为疏散风热之品，多用于治疗风热型角膜炎，最宜于角膜浅层病变，常与柴胡、黄芩、金银花、连翘、木贼、蔓荆子等药同用。角膜炎后期，蝉蜕可与石决明、决明子、菊花、密蒙花、谷精草、蛇蜕等药同用，以增退翳明目之效。现代有人将蝉蜕制成蝉蜕液，采用点眼、球结膜下注射、直流电离子导入等方法治疗角膜混浊，有提高视力和使角膜混浊变薄及范围缩小的作用。

3. 息风止痉　眼科常用于治疗眼轮匝肌肌纤维颤搐、面肌痉挛合并睑痉挛等病之胞睑振跳或口眼牵引而动者，常与全蝎、白僵蚕、乌梢蛇相伍，以增解痉止搐之功。《眼科临证录》治疗树枝状角膜炎的退翳散（钩藤、蝉蜕、香附、白芍、当归、川芎），方中蝉蜕除退翳之用外，还与钩藤相须为用，凉肝息风止痉，以解除睑痉挛，减轻刺痛、流泪、畏光等刺激症状。

蜂房　味微甘、微咸。有毒。疗蜂毒肿毒。合乱发、蛇蜕烧灰，以酒服二方寸匕，治恶疽、附骨疽、疔肿诸毒。亦治赤白痢，遗尿失禁，阴痿。煎水可洗狐尿疮、乳痈、蜂螫、恶疮，及热病后毒气冲目。漱齿牙，止风虫牙痛。炙研，和猪脂，涂瘰疬成瘘。

【补述】蜂房为胡蜂科节肢动物果马蜂、日本长脚胡蜂或异腹胡蜂的巢，味甘，性平，归胃经，属外用药。蜂房功能攻毒、杀虫、祛风。《本草图经》用其治疗热病后毒气攻目，取蜂房 20 克，加适量水，煎至一半，滤去渣，用汤液洗眼，每日 3 ～ 4 次。此方亦可用于眼睑脓肿、急性泪囊炎等病脓成破溃后外洗疮口，以拔毒去腐。

全蝎　味甘、辛。有毒。蝎生东方，色青属木，足厥阴肝经药也。故治中风诸风，开风痰，口眼㖞斜，半身不遂，语言謇涩，痎疟，耳聋，疝气，风疮瘾疹，小儿风痰惊痫，是亦治风之要药。

【补述】全蝎为钳蝎科节肢动物东亚钳蝎的干燥体，味辛，性平，有毒，归肝经，属息风止痉药。眼科临床应用有四：

1. 息风止痉　全蝎入肝经，能平肝息风，其味辛，又能搜风通络，为治疗眼部肌肉筋脉痉挛抽搐之要药，麻痹性斜视、面神经麻痹多用之，外风、内风为病者皆宜。症重者可与蜈蚣、䗪虫同用，以增搜剔之力，三味可等份为末吞服，每次3克，每日1～2次。眼睑振跳、口眼牵引而动、小儿瞬目次数增多等症，亦皆风之征，全蝎常随证用之。

2. 通络止痛　眼科常用于治疗顽固性眼眶疼痛属痰瘀交阻者，全蝎与胆南星、乌梢蛇、䗪虫、白芥子、桃仁、制半夏等药同用，以增强化痰祛瘀止痛之效。因屈光不正引起的视疲劳，病属血不养睛，若痛甚者，可在当归养荣汤中加全蝎及白僵蚕以治标，增风药止痛之效。

3. 通络攻毒　眼科常用于治疗急性泪囊炎、眼眶蜂窝组织炎等病之热毒结在深部者，在泻火解毒方中加全蝎以通络攻毒，而增散结消肿之力。《千家妙方》治疗多发性睑腺炎之清解散（全蝎、大黄、金银花、生甘草），方中用全蝎搜清深潜眼睑经络之热毒，以杜病之复发。

4. 通络开窍　目有内窍，中有脉络通过，输送脏腑之精气，若此脉络不通，则窍闭而目不明矣。全蝎为虫类善窜之品，能入目深处之脉络，通而开之。临床常用于治疗气滞血瘀型视神经萎缩，与蜈蚣为伍，研末服用尤佳。有人谓全蝎具开窍明目之功，在治疗肝肾不足，目视昏蒙时，于杞菊地黄丸、驻景丸加减方（楮实子、菟丝子、枸杞子、茺蔚子、车前子、木瓜、寒水石、紫河车粉、五味子、参三七）中加全蝎治之。

文蛤即五倍子　味酸涩，性微凉。能敛能降，故能降肺火，化痰涎，生津液，解酒毒。治心腹疼痛、梦泄遗精，疗肿毒喉痹，止咳嗽消渴、呕血失血、肠风脏毒、滑泄久痢、痔瘘下血不止，解蛊毒。妇人崩淋带浊，子肠不收，小儿夜啼，脱肛，俱可为散服之。若煎汤用，可洗赤眼湿烂，皮肤风湿癣癞，肠痔脱肛。为末，可敷金疮折伤，生肌敛毒。

【补述】五倍子为漆树科落叶乔木或灌木植物盐肤木、青麸杨或红麸杨等树上寄生五倍子蚜后形成的虫瘿，因其形状似帘蛤科动物文蛤，故异名文蛤。

五倍子味酸、涩，性寒，归肺、大肠、肾经，属收涩药。眼科用作外治，有收湿敛疮、解毒消肿功效，善治睑缘及眼睑皮肤湿烂。《普济方》拜堂散即用五倍子单味，研末外敷患处。临床上，五倍子常与苦参、荆芥、防风、黄连、滑石、茯苓、地肤子、白鲜皮、枯矾等祛风清热利湿药同用，煎汤外洗，用于溃疡性睑缘炎、眼睑湿疹等症的治疗。

鳝鱼血[①]　与蛇同性，入脾[②]、肾，治十二经络风邪，并耳目诸窍之病。风中血脉，口眼㖞斜，用尾血，同麝香，右㖞涂左，左㖞涂右，正即洗去。耳痛鼻衄，痘后目翳，以血点之。

【补述】鳝鱼血为合鳃科鱼类动物黄鳝的血液，味咸，性温，归肝、肾经，属外用药。鳝鱼血功能祛风通络活血，外涂用于口眼㖞斜症。

现代有人用鳝鱼血与适量冰片、麝香搅拌，外涂患侧皮肤，结合常规处理（强的松、维生素 B_1、维生素 B_{12} 及理疗），治疗特

① 鳝鱼血：本条摘自《本草求真》。
② 脾：《本草求真》作“肝”。

发性面神经麻痹，效果优于单纯用常规治疗的对照组。用药时间为每晚9时左右开始，次日晨揭洗。鳝鱼血中亦可加入白芷末或乳香末，搅拌外涂，以增强祛风活血功效。

石决明[①] 蚌蛤也，一名千里光　味咸，气寒。无毒。入足厥阴肝，除热，磨翳消障，软坚逐瘀，清热祛风，散肝经积热，治骨蒸劳热、五淋，能清肝肺。磨水点目[②]，消外障。痘后眼翳[③]。

【补述】石决明为鲍科软体动物杂色鲍（光底石决明）、皱纹盘鲍（毛底石决明）、羊鲍、澳洲鲍、耳鲍或白鲍等的贝壳，味咸，性寒，归肝经，属平抑肝阳药。眼科临床应用有三：

1. 平肝潜阳　石决明咸寒沉降，专入肝经，为治疗肝阳上亢目病之要药，多与钩藤配对，常用于治疗球后视神经炎、视神经乳头炎、开角型青光眼、高血压视网膜病变、视疲劳等病之伴眼球胀痛、头痛头昏、舌红口渴者。石决明之重镇，配钩藤之息风止痉，亦治肝阳动风之目病，可用于麻痹性斜视、眼轮匝肌肌纤维颤搐等症。

2. 磨翳消障　石决明咸寒，能软坚清热，善治内外眼之翳障。临床上多用于治疗角膜炎初愈，遗留薄翳者，常与决明子、菊花、密蒙花、谷精草、青葙子等药同用。石决明外用点眼，亦有磨翳消障之功。《太平圣惠方》石决明散，即用石决明与珍珠、海螵蛸、琥珀、冰片相配，研末外点，用于黑睛丁翳的治疗。

3. 益精明目　《原机启微》载石决明“镇肾经，益精”，故内

① 石决明：本条摘自《本草求真》。
② 磨水点目：此四字《本草求真》作“研细水飞点目”。
③ 痘后眼翳：此四字《本草求真》作“痘后眼翳，可同谷精草等份细研，猪肝蘸食即退”。

障目病之虚证亦可用之。《审视瑶函》治疗远视不明的补肾磁石丸（石决明、磁石、菊花、肉苁蓉、菟丝子、雄雀），用石决明合磁石、菊花以补肾镇阴，助温养肾阳而发越光华。

人　部

人乳[①] 味甘、咸，润。点目中赤涩多泪，热邪赤肿。心主[②]血，肝藏血，目得血而能视[③]。盖水[④]入于经，其血乃成，上则为乳汁，下则为月水。故乳汁即血也，本血所化，用以点目多泪，故目得血能视，岂有不相宜。热者加黄连，汁浸，清心肝之火。取粉法：取年少妇人首生童儿乳，白而稠者良，以小锅烧水滚，用银瓢盛乳置滚水炖后，置冷水上冰之，立刻即干如粉。

【补述】人乳（人乳汁）为健康哺乳期妇女的乳汁，味甘、咸，性平，归心、肺、胃经，属补血药。眼科临床多作外用，有止痛消肿、润燥明目之功效，常用于治疗电光性眼炎。有人用新鲜人乳点眼治疗该病，开始每小时1次，3～4次后改为2小时1次。经临床观察，发现对改善电光性眼炎的疼痛、红肿、流泪、畏光等症状有较好的效果。

童便 味咸，气寒。沉也，阴也。咸走血，故善清诸血妄行，止呕血咳血衄血、血闷热狂；退阴火，定喘促，降痰滞，

① 人乳：本条摘自《本草纲目》及《本草备要》。
② 主:《本草纲目》作“生”。
③ 目得血而能视：此六字《本草纲目》作“肝受血则能视”。
④ 水：底本作“血”，据《本草纲目》改。

解烦热，利大小两便；疗阳暑中暍声喑，扑损瘀血晕绝，难产胎衣不下，及蛇犬诸虫毒伤。若假热便溏、胃虚作呕者，俱不可妄用。专入膀胱、肺、胃、肝、心。降火甚速，降血甚神。久嗽失音，劳渴烦燥，吐衄损伤，皮肤皴裂，人咬火烧，绞肠痧痛，法当趁热饮之。取童子十岁以下，相火未动，不食荤腥酸咸者佳。去头尾取中间一节，清洁[①]如水者。痰用姜汁，瘀用韭汁，冬用汤温[②]。

【补述】童便（人尿）为10岁以下健康儿童之中段尿，味咸，性寒，归心、肺、膀胱、肾经，属清热凉血药。童便功能滋阴清火、止血散瘀，眼科多用作外用药的炮制。《审视瑶函》秘授制炉甘石法，将煅后的炉甘石淬入童便内，一是增加炉甘石清热之效，二是使炉甘石质地松脆。《异授眼科》神效水眼药方，将炉甘石用童便充分浸泡后再火煅，更有利于发挥童便的泻火功用。

以上新镌之药性，皆会卿张君著述也。予择其切于目症、当时所急用者，抄以付梓，其余虽皆眼科要药，尚属缓用，乃药品百有余味，难以尽载，故略而未录，以待闲时，编诸古集选用也。

① 洁：《本草求真》作“彻”。
② 专入膀胱……冬用汤温：此段文字《本草正》无，系摘自《本草求真》。

参考文献

[1] 罗旭昇，高健生，朱旭华，等 . 交泰丸防治糖尿病视网膜病变的思路探讨 [J]. 中国中医眼科杂志，2005，15（2）：103-104.

[2] 高健生，接传红，罗旭昇，等 . 交泰丸合密蒙花辨证治疗早期糖尿病视网膜病变的新思路 [J]. 世界中医药，2007，2（3）：143-144.

[3] 雷嘉启，杨钧，唐由之，等 . 知柏地黄汤治疗急性视网膜色素上皮炎的临床观察 [J]. 中医杂志，1986，27（7）：27-28.

[4] 钟玉坤 . 介绍龙胆草治疗急性结膜炎 [J]. 新医药学杂志，1974（8）：38.

[5] 彭清华，曾志成，彭俊，等 . 黄斑水肿的中医药治疗 [J]. 中国中医眼科杂志，2020，30（6）：381-385.

[6] 韦文贵 . 前房积脓性角膜溃疡的中药疗法 [J]. 中华眼科杂志，1957，7（3）：251-253.

[7] 淤泽溥，李文明，蒋家雄，等 . 青葙子对家兔瞳孔和眼内压的影响 [J]. 云南中医杂志，1990，11（1）：30-31.

[8]《全国中草药汇编》编写组 . 全国中草药汇编（上册）：第2版 [M]. 北京：人民卫生出版社，1996：493.

[9] 张学兰，吴美娟 . 炮制对艾叶主要成分及止血作用的影响

[J]. 中药材，1992，15（2）：22-24.

[10] 张袁森，张琳，倪娜，等 . 艾叶的体外凝血作用实验研究 [J]. 天津中医药，2010，27（2）：156-157.

[11] 庞赞襄 . 中医眼科临床实践 [M]. 石家庄：河北人民出版社，1976：91-92，98.

[12] 吴沂旎，郝进 . 川芎嗪对视网膜保护作用机制的研究及临床应用 [J]. 中国中医眼科杂志，2012，22（1）：72-74.

[13] 罗兴中 . 补水宁神汤治疗神光自现症的临床观察 [J]. 中国中医眼科杂志，2007，17（5）：258-259.

[14] 纪汉芝，徐春玉，纪平，等 . 葛根素在眼科的应用和展望 [J]. 中国中医眼科杂志，1995，5（4）：246-247.

[15] 彭清华 . 全国中医眼科名家学术经验集 [M]. 北京：中国中医药出版社，2014：255.

[16] 李纪源 . 中药"绿风安"治疗 37 例青光眼临床观察 [J]. 河南中医，1983（4）：33-34.

[17] 沈志军，王津津，李根林，等 . 枸杞提取液对成人视网膜神经细胞活性的影响 [J]. 中华眼科杂志，2012，48（9）：824-827.

[18] 接传红，高健生 . 中药密蒙花抗血管内皮细胞增生作用的研究 [J]. 眼科，2004，13（6）：348-350.

[19] 樊岚岚，唐由之，卢景，等 . 冰片对兔角膜上皮细胞促渗透作用的实验研究 [J]. 中国中医眼科杂志，1998，8（2）：67-69.

[20] 张廷模 . 临床中药学 [M]. 北京：中国中医药出版社，2004：464.

[21] 梅馨，张子强 . 泻脾除热饮配合白丁香点睛治胬肉攀睛

73例[J].河南中医，2005，25（5）：65.

[22] 李应湛，樊悦礼．双蜕注射液治疗角膜翳的临床观察[J].中医杂志，1980，21（6）：36–38.

[23] 余忠俊．猪胆汁引起角膜损伤病例报告[J].实用眼科杂志，1983（2）：116.

[24] 邓明鲁，高士贤．中国动物药[M].长春：吉林人民出版社，1981：203.

[25] 包寅嘉，孙樟斌．明目珠还散治疗急性视神经炎的初步报告[J].中医杂志，1962，8（5）：23.

[26] 叶家俊．蜂蜜治疗睑缘炎[J].中级医刊，1966（6）：383.

[27] 詹行楷，申济奎，陈奕田，等．消毒蜂蜜治疗大泡性角膜病变的临床观察[J].中国中医眼科杂志，1997，7（2）：85–87.

[28] 吴伯琨，李秀荣，聂晶，等．中药蝉蜕液治疗角膜混浊的探讨[J].河北医药，1982（6）：6–8.

[29] 王明杰．全蝎疗目疾小议[J].中医杂志，1991，32（9）：56.

[30] 秦松苗．鳝鱼血治疗特发性面神经麻痹疗效观察[J].实用药物与临床，2008，11（6）：363.

[31] 田利军，王玲勉，孙绢，等．人乳点眼治疗电光性眼炎的疗效观察[J].南方护理杂志，1996，3（6）：10–11.